完全人体解剖涂色书

［英］詹姆斯 · 贝朗热　绘图
［英］梅丽莎 · 杨歌　涂色

［英］塞西莉亚 · 波哈赛特　著
博士。医学学士学位、艺术学硕士、外科学硕士、皇家外科学院会员。

［英］米歇尔 · 斯皮尔　著
博士。理学士（荣誉）、科学硕士、生物医学科学研究所研究员、艺术硕士、哲学博士、解剖学会会员。

夏　蓉　译

河南科学技术出版社
· 郑州 ·

备案号：豫著许可备字 -2017-A-0075

图书在版编目（CIP）数据

完全人体解剖涂色书 /（英）塞西莉亚·波哈赛特（Cecilia Brassett），（英）米歇尔·斯皮尔（Michelle Spear）著；夏蓉译. —郑州：河南科学技术出版社，2018.4（2022.9重印）
ISBN 978-7-5349-9067-0

Ⅰ.①完… Ⅱ.①塞… ②米… ③夏… Ⅲ.①人体解剖学—图谱 Ⅳ.①R322-64

中国版本图书馆CIP数据核字(2017)第300194号

出版发行：河南科学技术出版社
地址：郑州市郑东新区祥盛街 27 号 邮编：450016
电话：（0371）65788629 65788613
网址：www.hnstp.cn
策划编辑：李 林
责任编辑：李 林
责任校对：马晓灿
封面设计：张 伟
责任印制：朱 飞
印 刷：郑州新海岸电脑彩色制印有限公司
经 销：全国新华书店
幅面尺寸：210 mm × 280 mm 印张：8.5 字数：214 千字
版 次：2018 年 4 月第 1 版 2022 年 9 月第 2 次印刷
定 价：68.00 元

如发现印、装质量问题，影响阅读，请与出版社联系并调换。

目录

作者简介

塞西莉亚·波哈赛特博士

经历：医学学士学位、艺术学硕士、外科学硕士、皇家外科学院会员。

职业：英国剑桥大学生理学、发育和神经科学系临床解剖学家。

英国剑桥大学马德莱娜学院医学科学讲师，临床前基础医学主任研究员。

米歇尔·斯皮尔博士

经历：理学士（荣誉）、科学硕士、生物医学科学研究所研究员、艺术硕士、哲学博士、解剖学会会员。

职业：英国布里斯托尔大学教导主任，比较解剖学和临床解剖学中心副主任。

英国爱丁堡皇家外科学院会员的审查员，临床解剖学家，英国剑桥大学生理学、发育和神经科学系原副主任。

英国剑桥大学莫里–爱德华兹大学解剖学讲师。

译者简介

夏蓉

经历：上海第二医科大学临床医学系学士学位，法国格勒诺布尔市约瑟夫·傅立叶大学医学院神经科学博士。

职业：上海交通大学医学院解剖学和组织胚胎学系副教授。

前言

这本解剖的图集有双重功能，即学习解剖学以及提高对解剖学的兴趣。对插图着色，不仅有助于复习所学解剖知识，而且有助于掌握组织结构的名称和解剖关系。这样，读者对解剖知识不再局限于页面的二维内容，而是有更清晰的三维认识。这一点对理解和学好解剖学非常重要。

在这本最全最新版的解剖学涂色书中，骨学部分已经扩展并重新命名为“骨骼系统”。原“上、下肢骨骼肌系统”已被重写并组合成一个部分称为“骨骼肌系统”。这两个系统现在可以作为运动系统一起阅读。

我们希望这本书不仅仅对那些只对自己人体结构感兴趣的人有用，也可以对广大的医学卫生相关专业人员，学习和研究基础的人体解剖学有帮助。

这本书不是要替代解剖学教科书或解剖学图谱，而是可以作为学习解剖学过程中一段愉快的和有价值的插曲。它的部分价值还在于读者可以随时放下此书，并在方便时或当情绪合适时再返回本书。读者群对本书的喜好程度参差不一，这取决于他们对阅读和着色的兴趣。

无论选择哪种颜色（没有正确或不正确的颜色），《完全人体解剖涂色书》将对任何一个对解剖学感兴趣的人提供有用的参考和帮助。

我们希望您喜欢自己的着色。

塞西莉亚·波哈赛特博士2016年5月于剑桥
米歇尔·斯皮尔博士2016年5月于布里斯托尔

色彩示例

以下颜色所呈现的是特定结构的标准解剖学颜色，它们有利于读者了解解剖学的着色，以涂出美丽的图片。

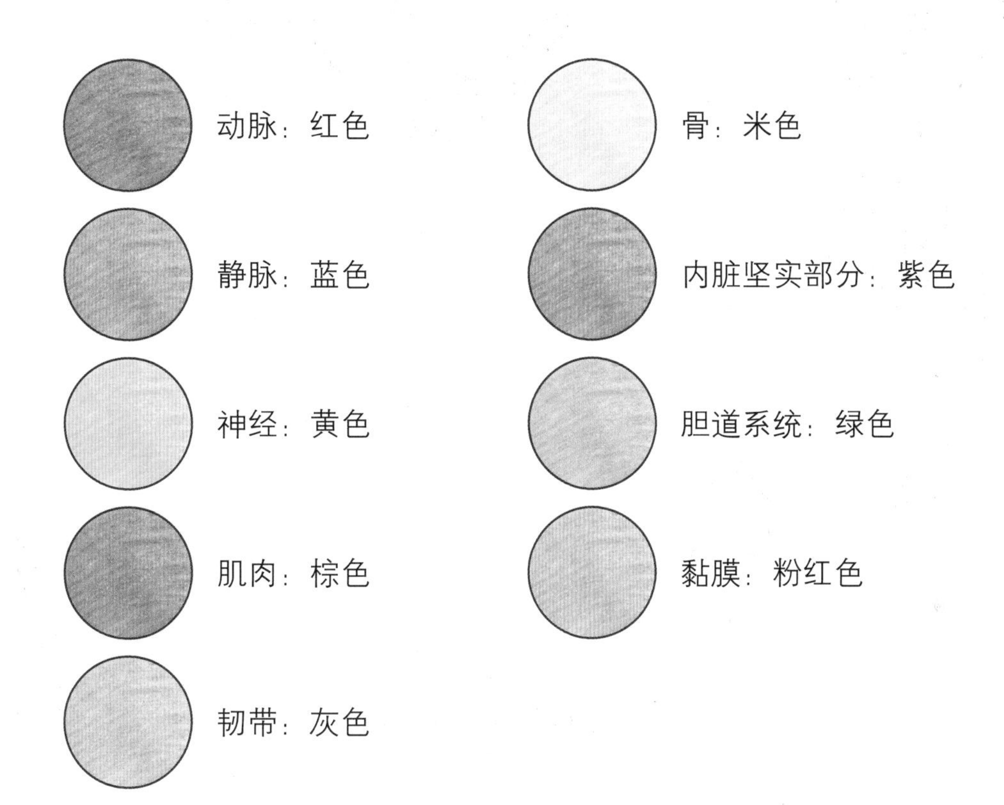

这部分颜色示例中的所有作品由涂色作者梅丽莎·杨歌使用日常普通的彩色铅笔着色。

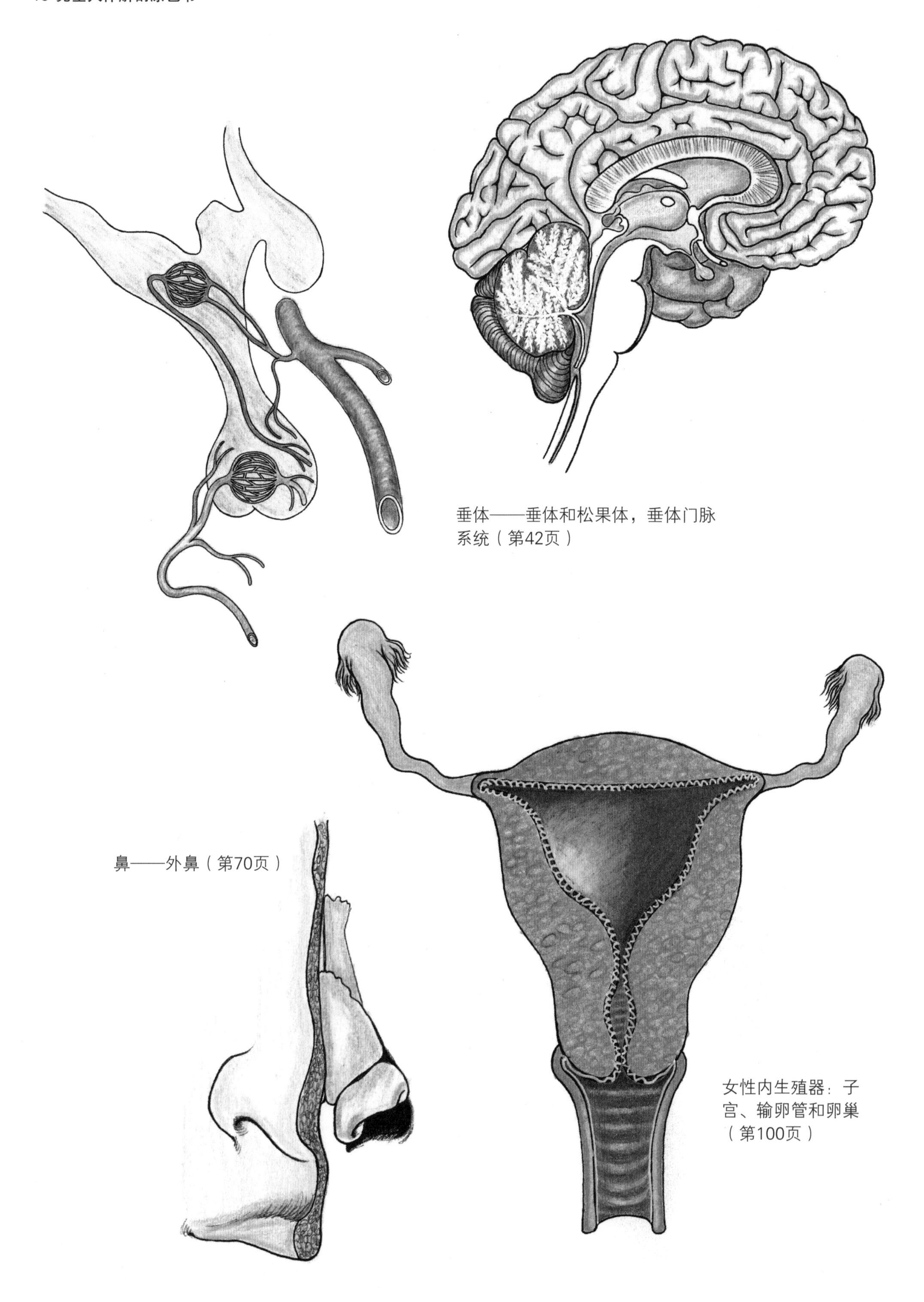
垂体——垂体和松果体，垂体门脉系统（第42页）
鼻——外鼻（第70页）
女性内生殖器：子宫、输卵管和卵巢（第100页）

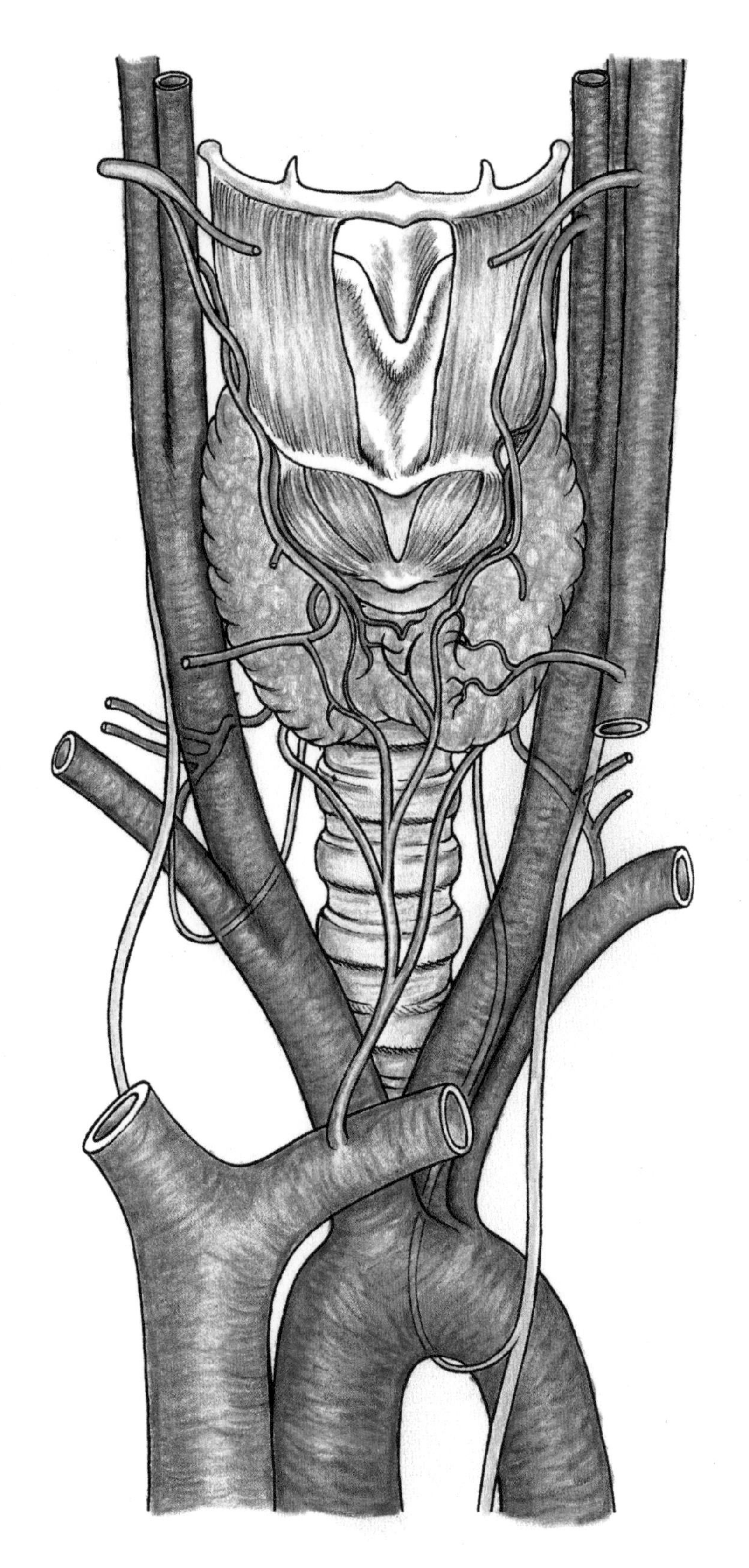

甲状腺（第43页）

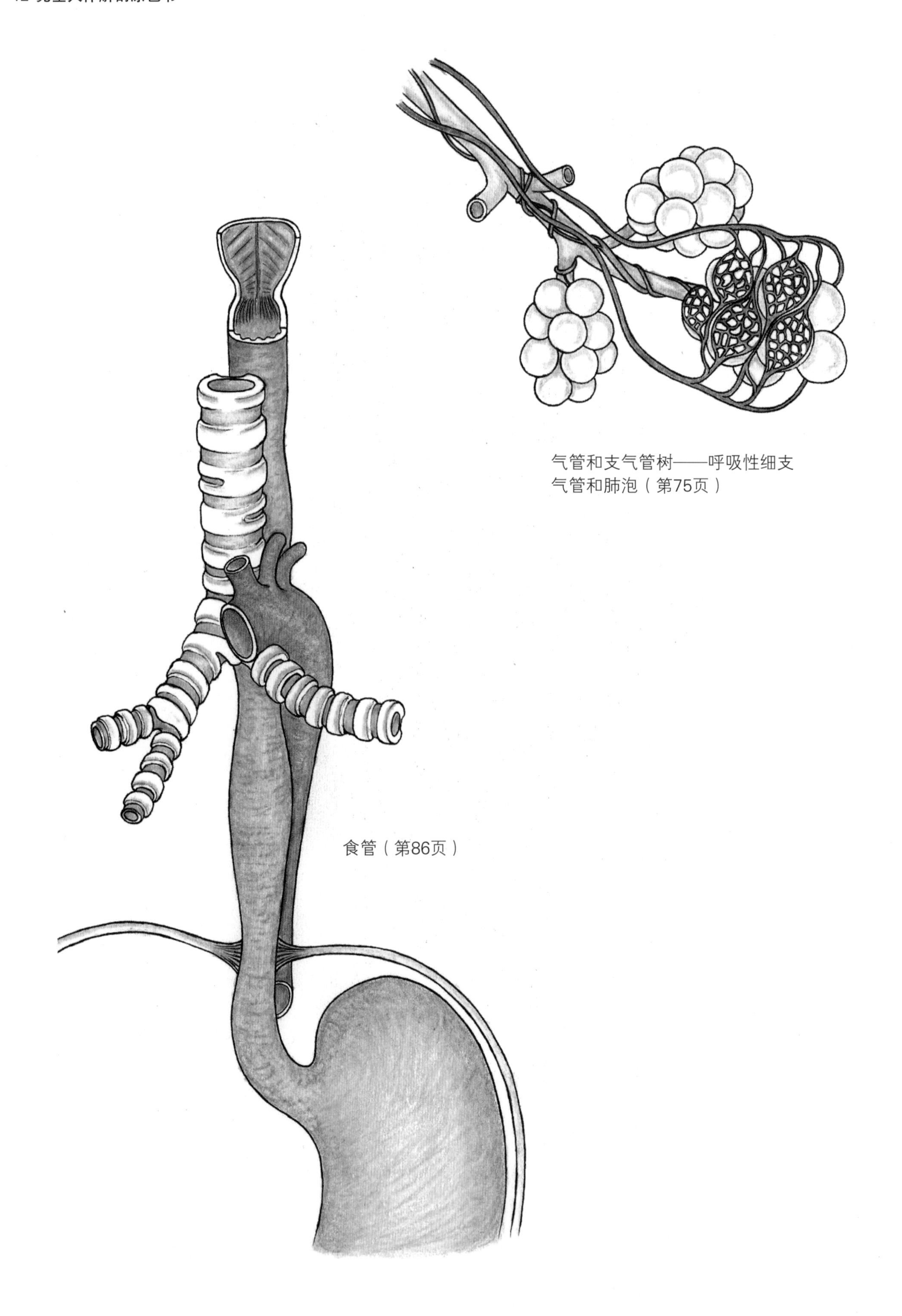
气管和支气管树——呼吸性细支
气管和肺泡（第75页）
食管（第86页）

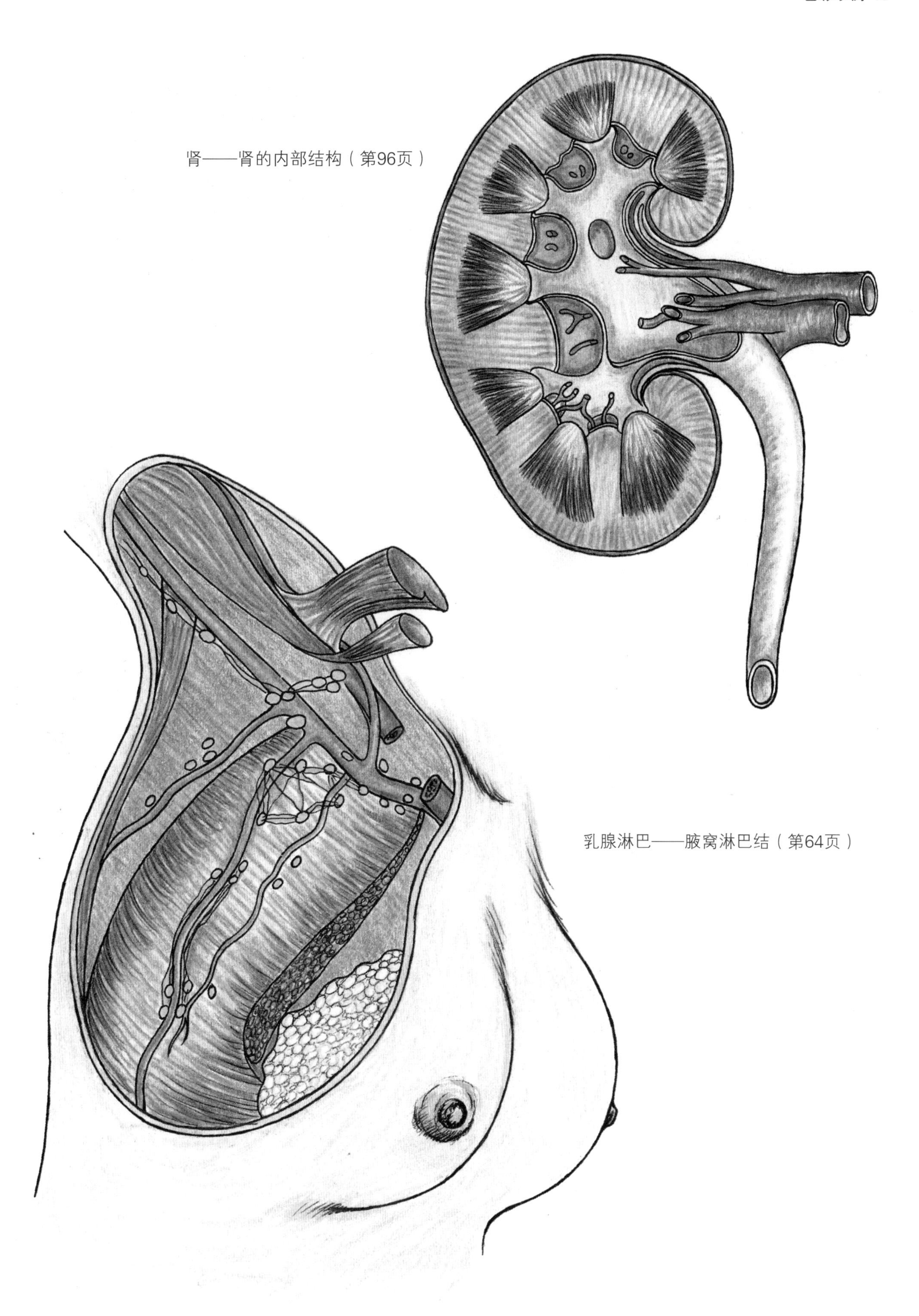

肾——肾的内部结构（第96页）

乳腺淋巴——腋窝淋巴结（第64页）

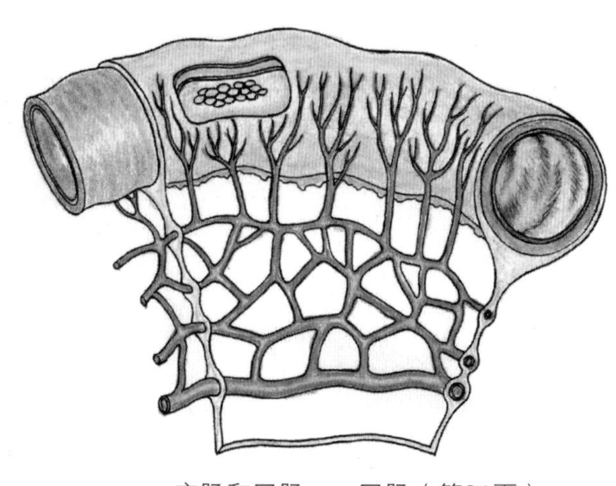

空肠和回肠——回肠（第91页）

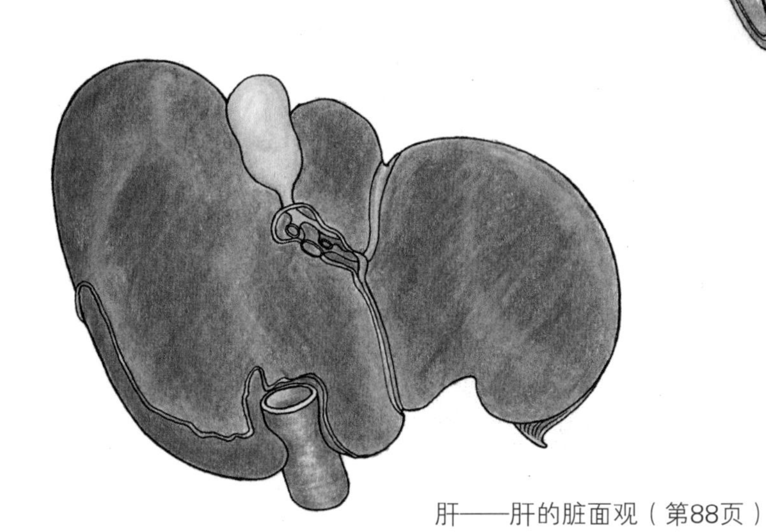

肝——肝的脏面观（第88页）

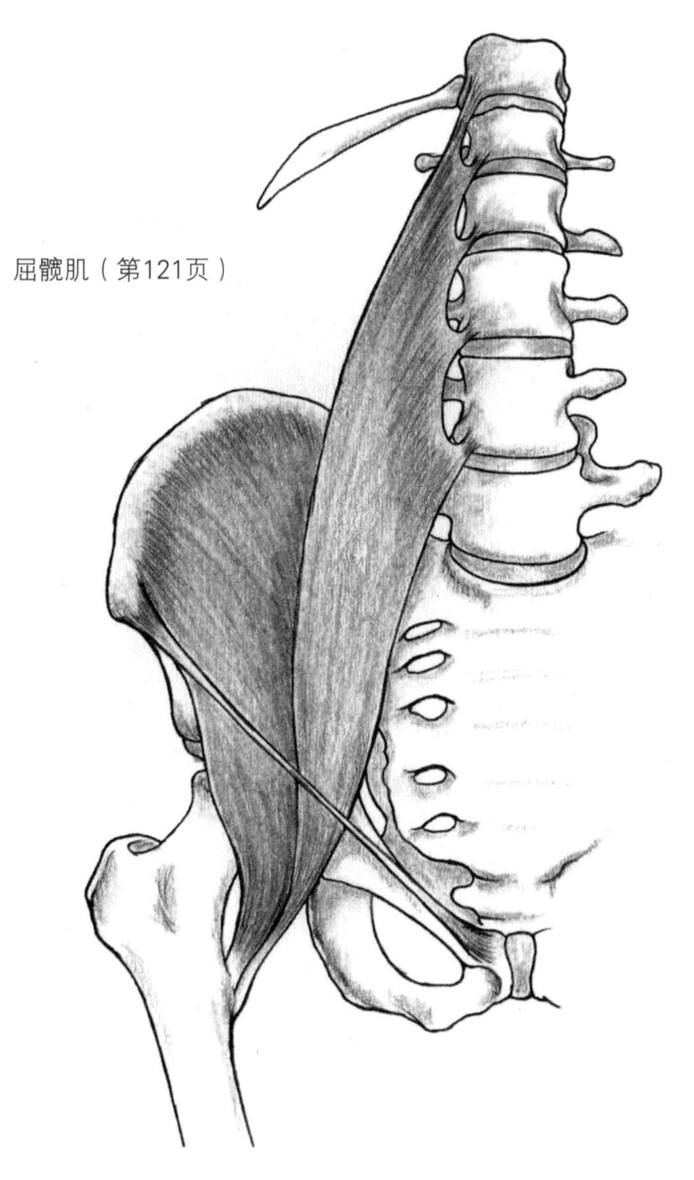

屈髋肌（第121页）

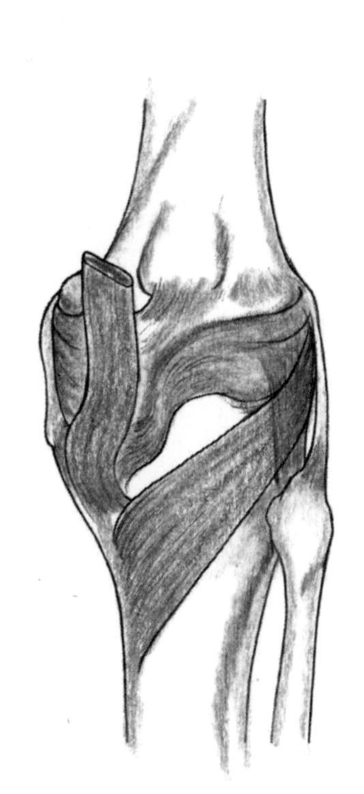

下肢：膝关节和踝关节——膝关节的后面观（第109页）

上肢静脉回流（第47页）

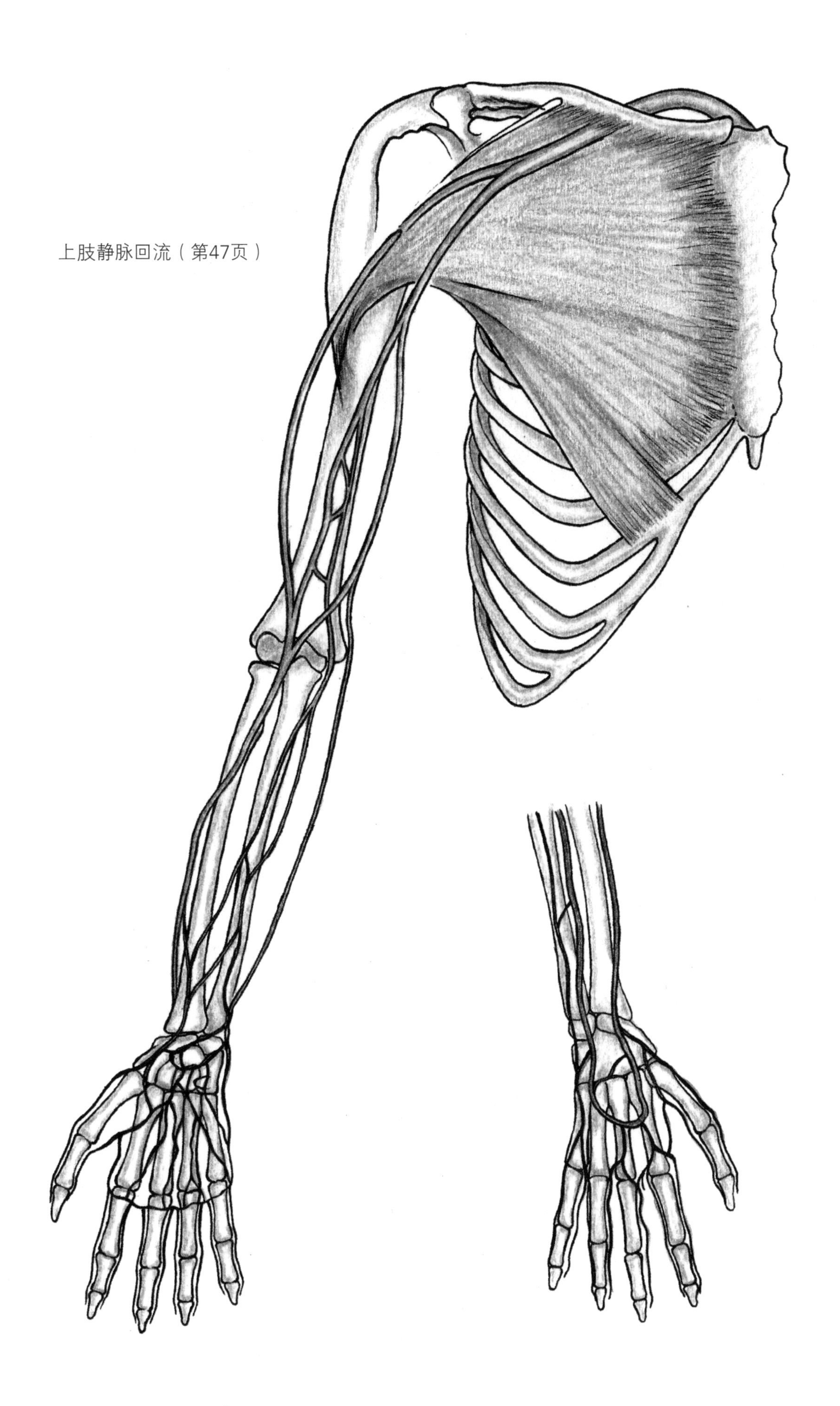

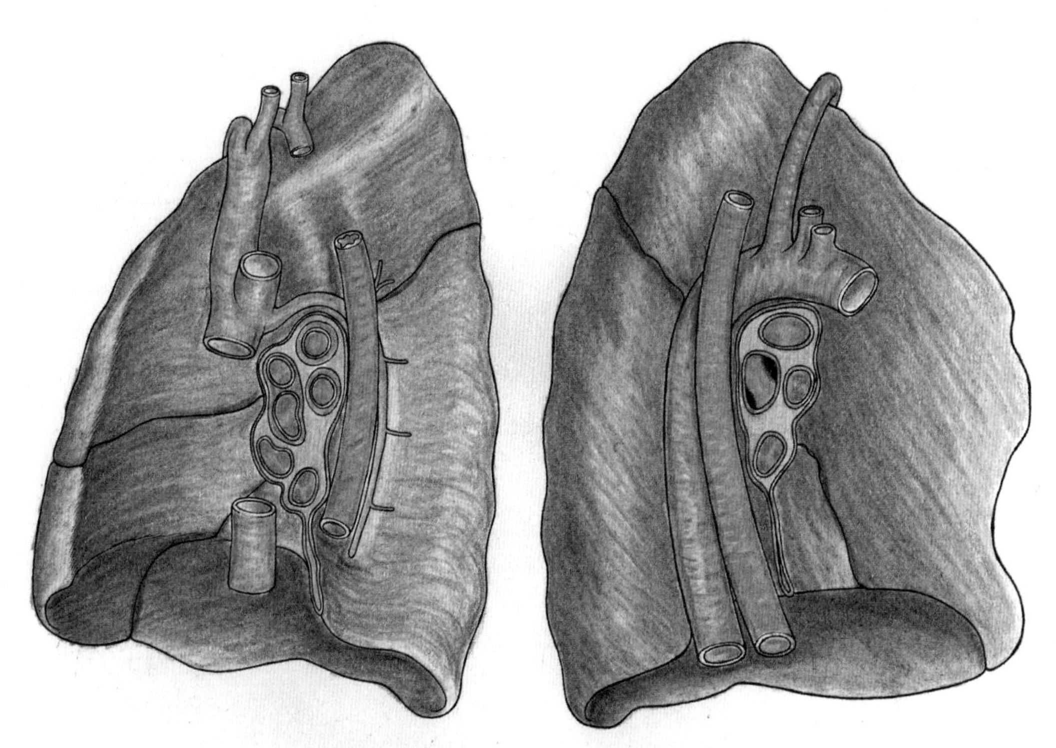

肺与胸膜的关系——右肺的纵隔面，左肺的纵隔面（第78页）

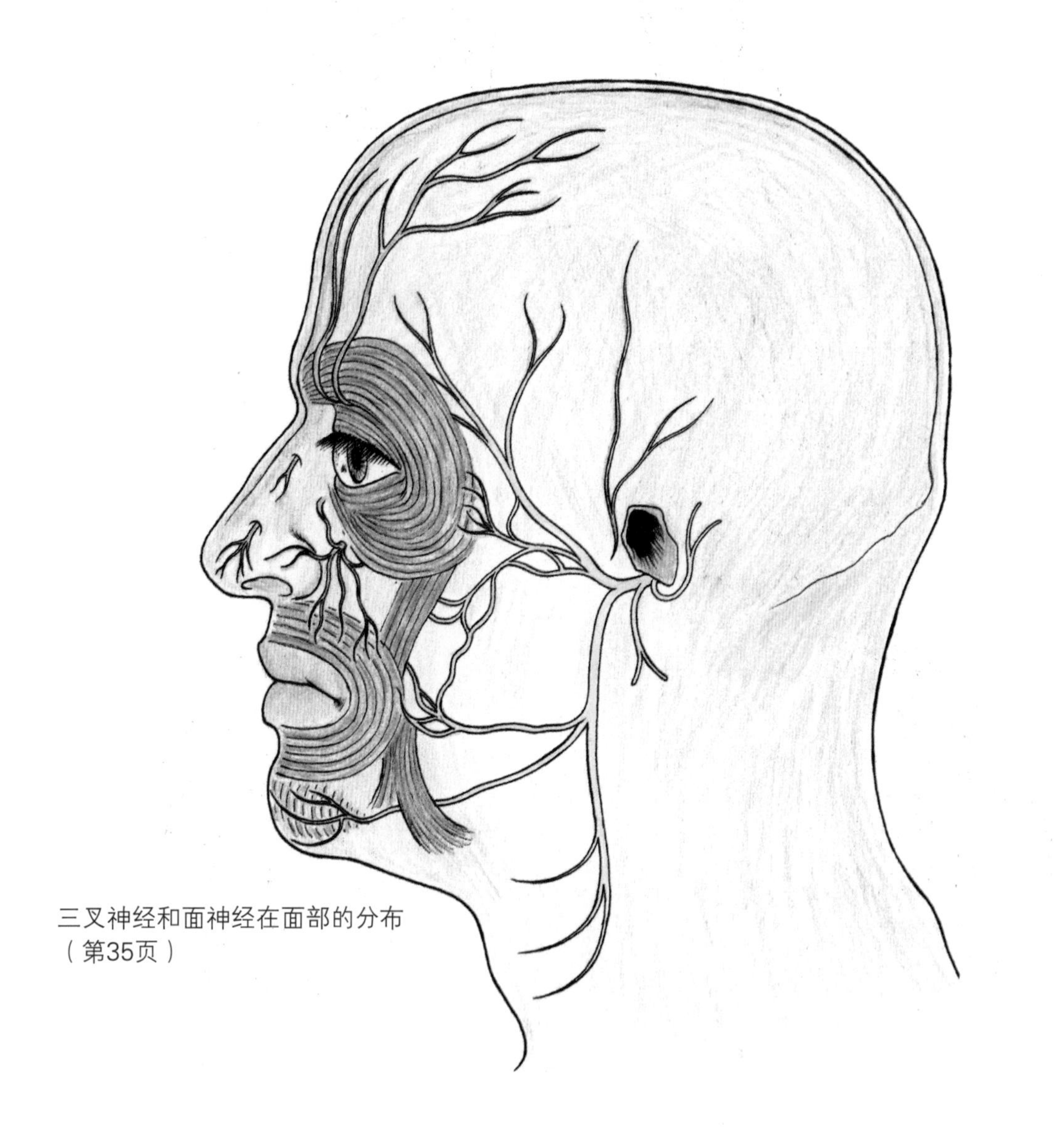

三叉神经和面神经在面部的分布
（第35页）

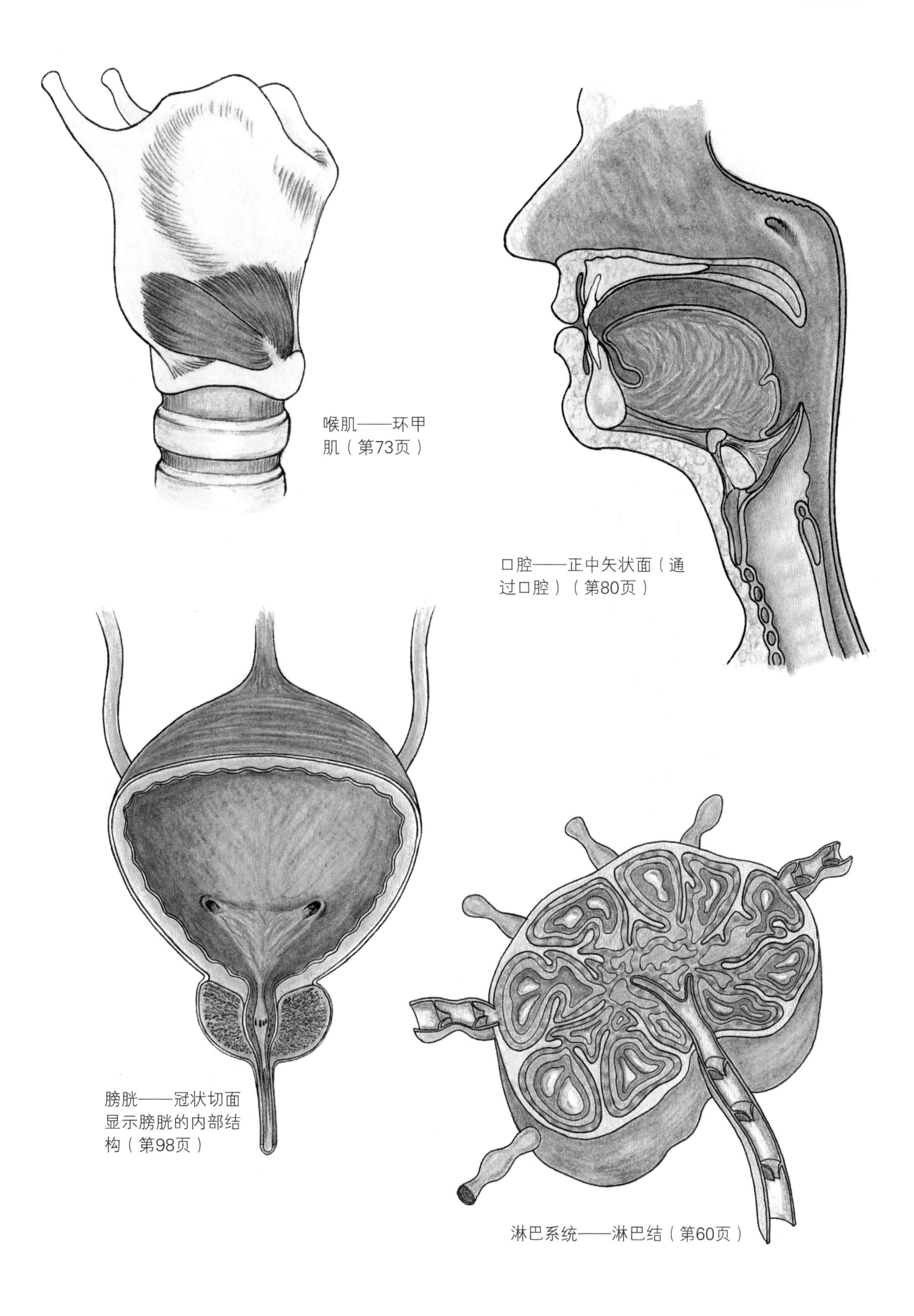

喉肌——环甲肌（第73页）

口腔——正中矢状面（通过口腔）（第80页）

膀胱——冠状切面显示膀胱的内部结构（第98页）

淋巴系统——淋巴结（第60页）

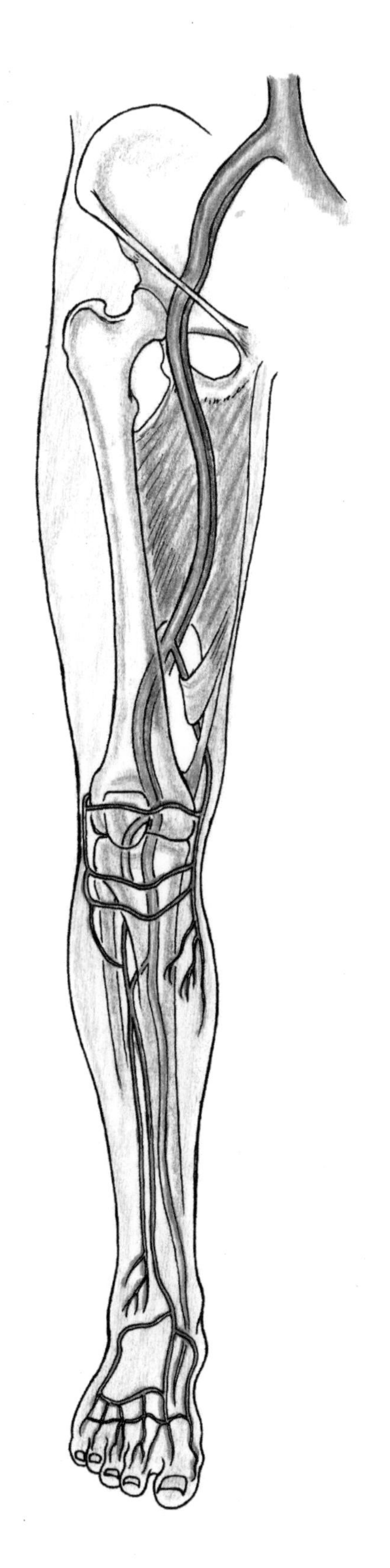

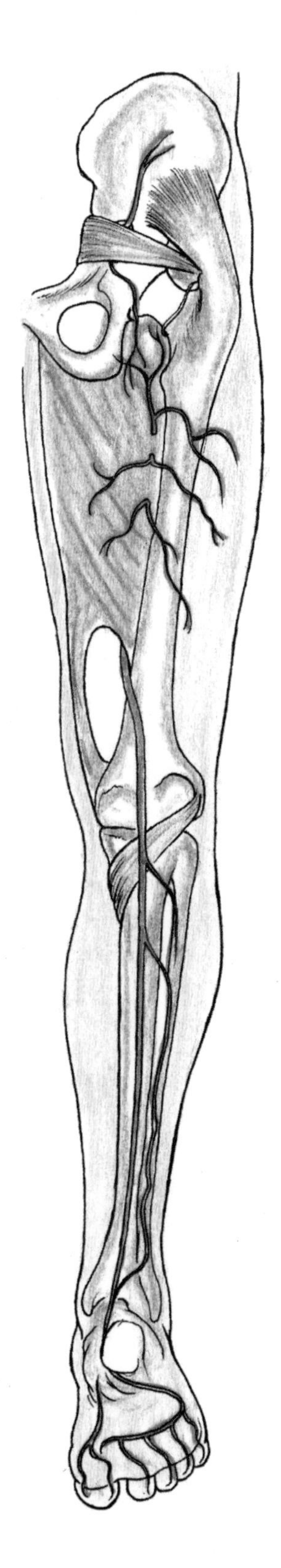

下肢动脉血供——下肢动脉血供前面观，下肢动脉血供后面观（第48页）

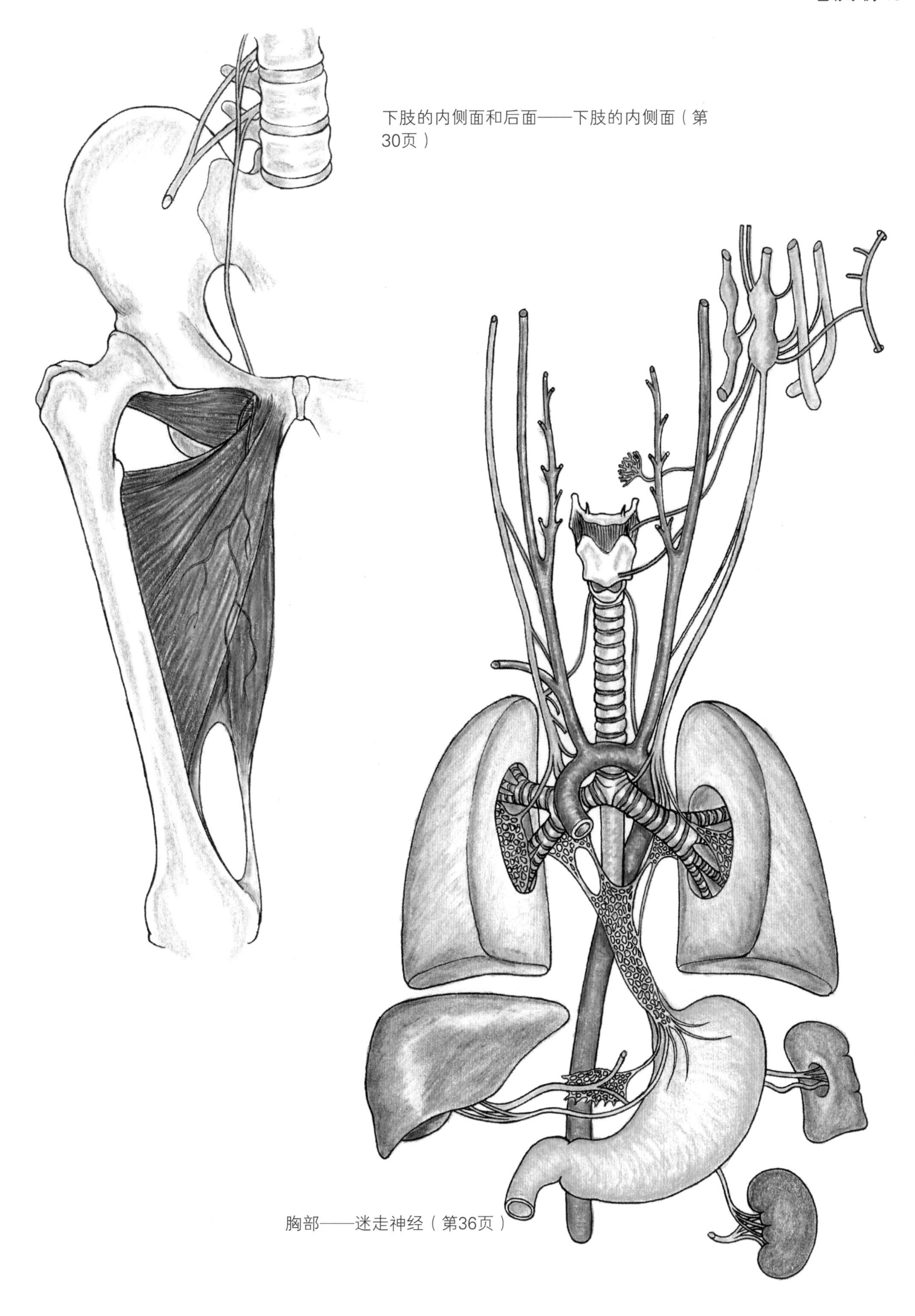

下肢的内侧面和后面——下肢的内侧面（第30页）

胸部——迷走神经（第36页）

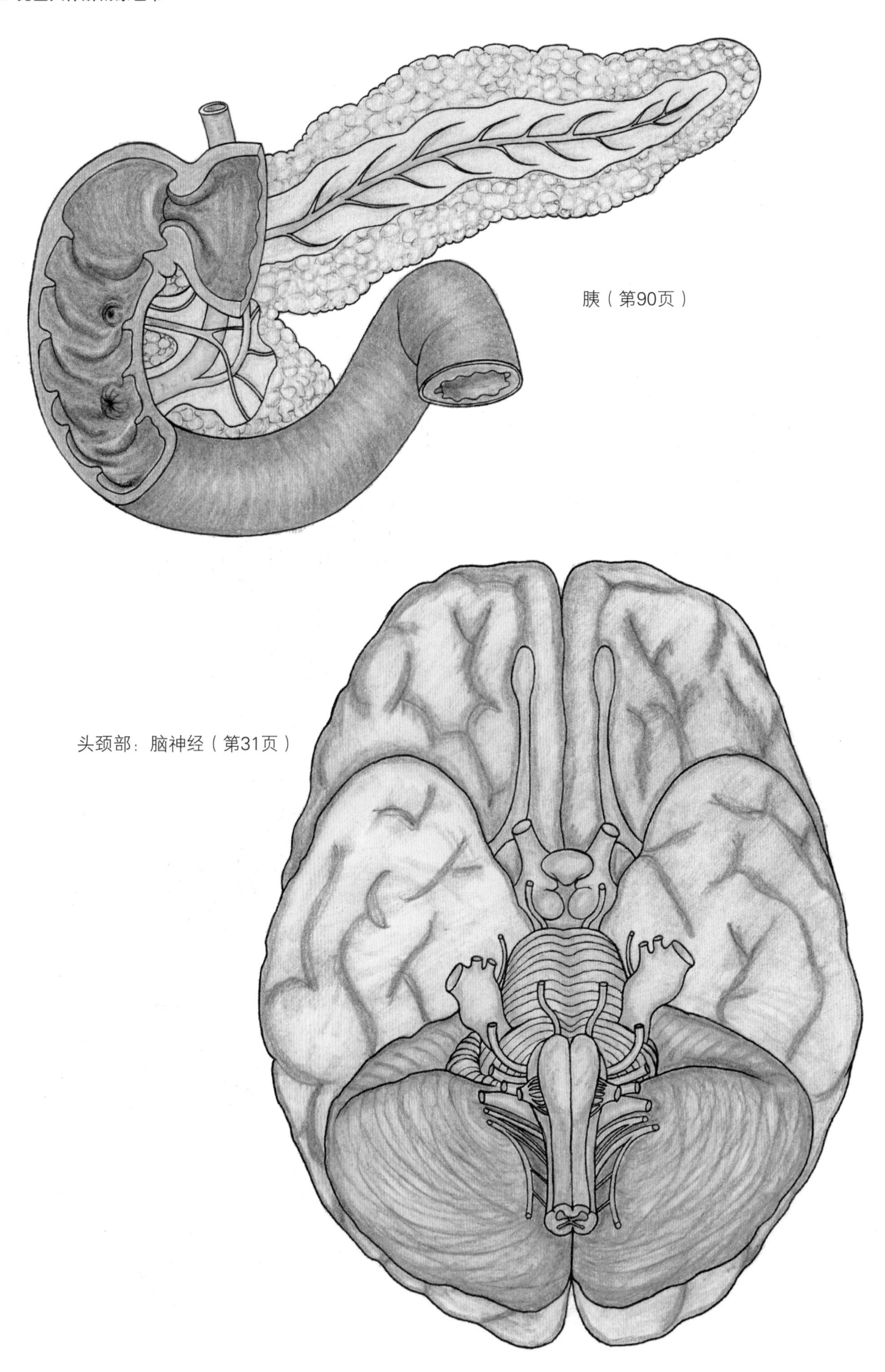

胰（第90页）

头颈部：脑神经（第31页）

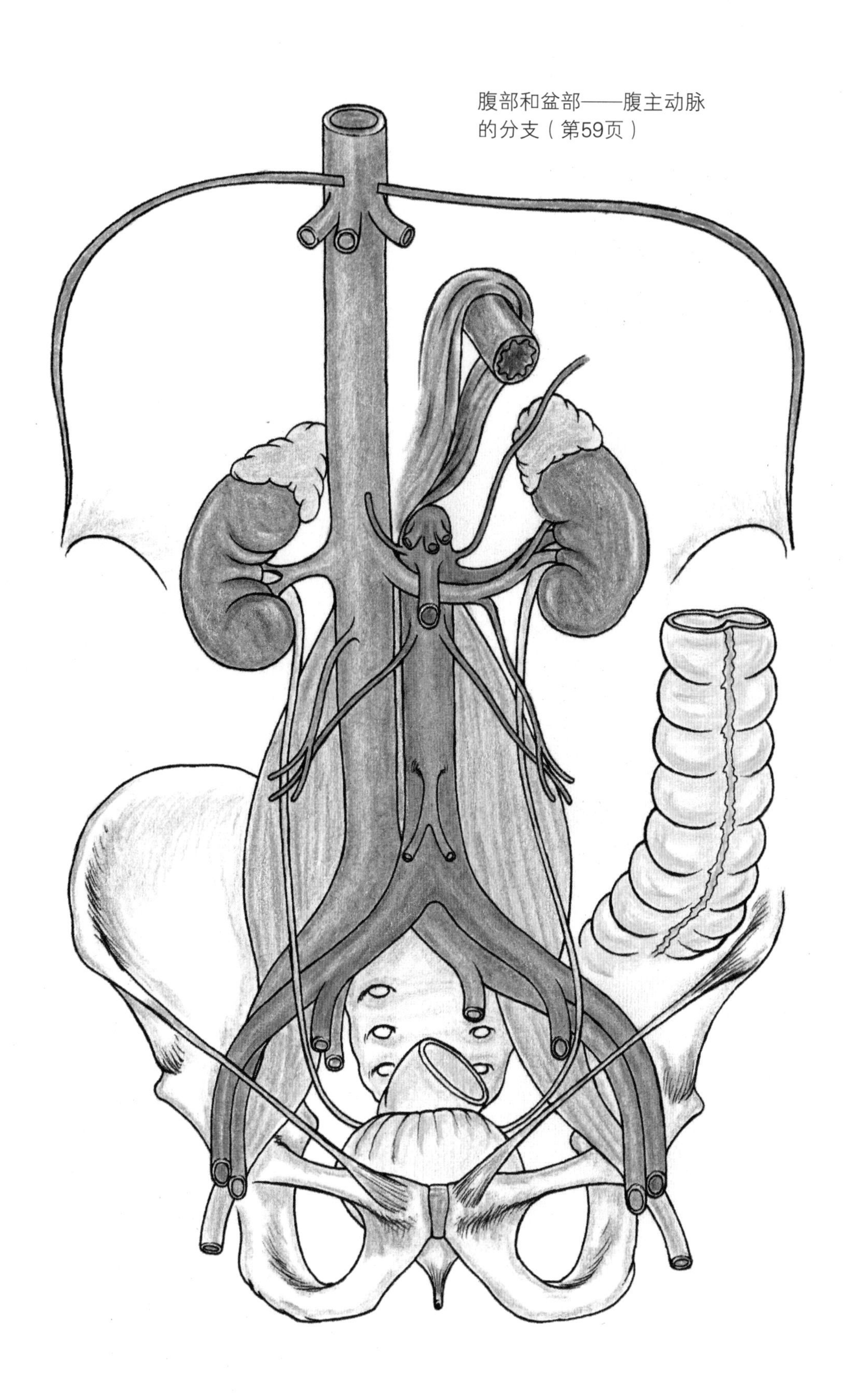

腹部和盆部——腹主动脉的分支（第59页）

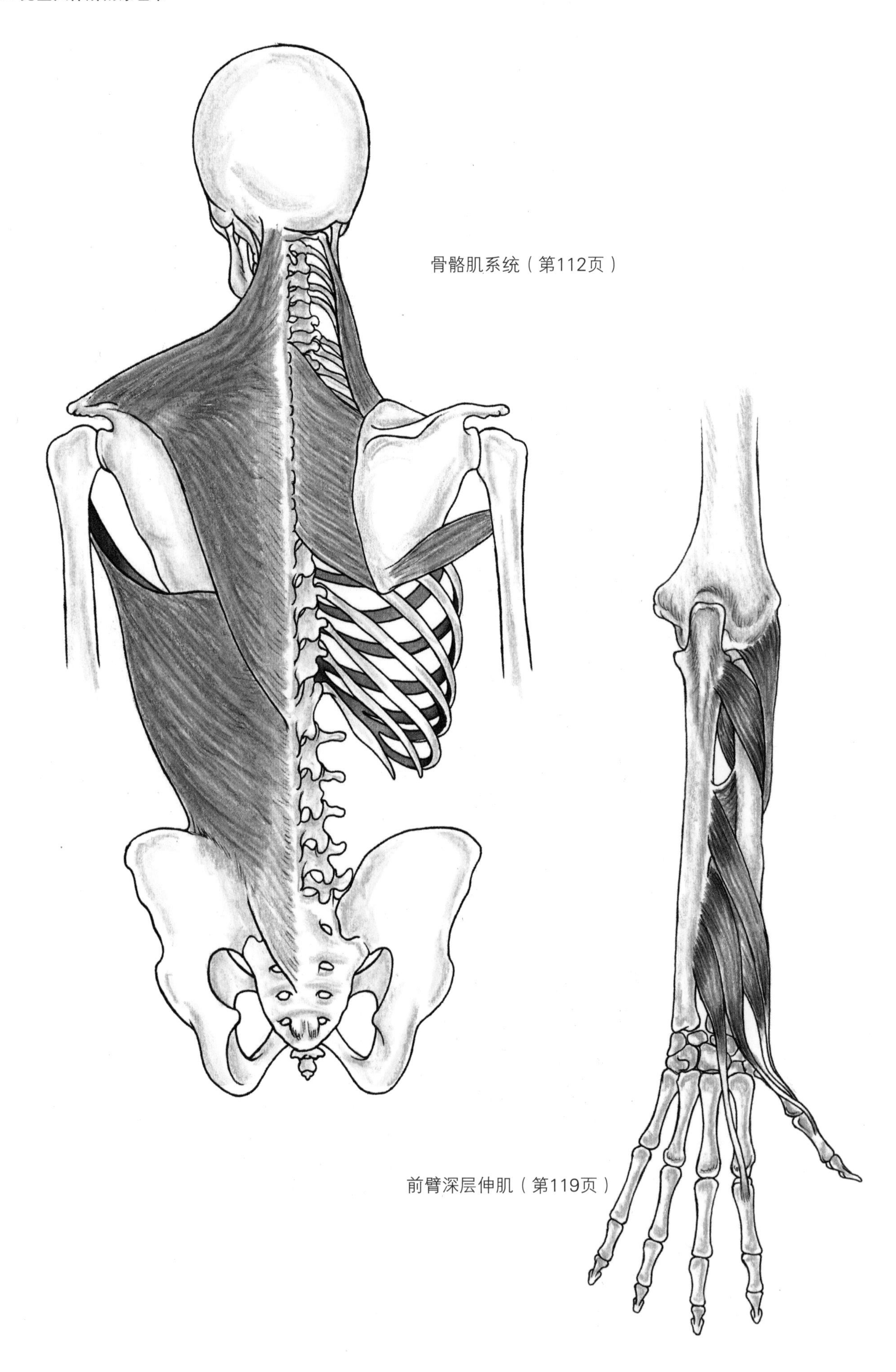
骨骼肌系统（第112页）
前臂深层伸肌（第119页）

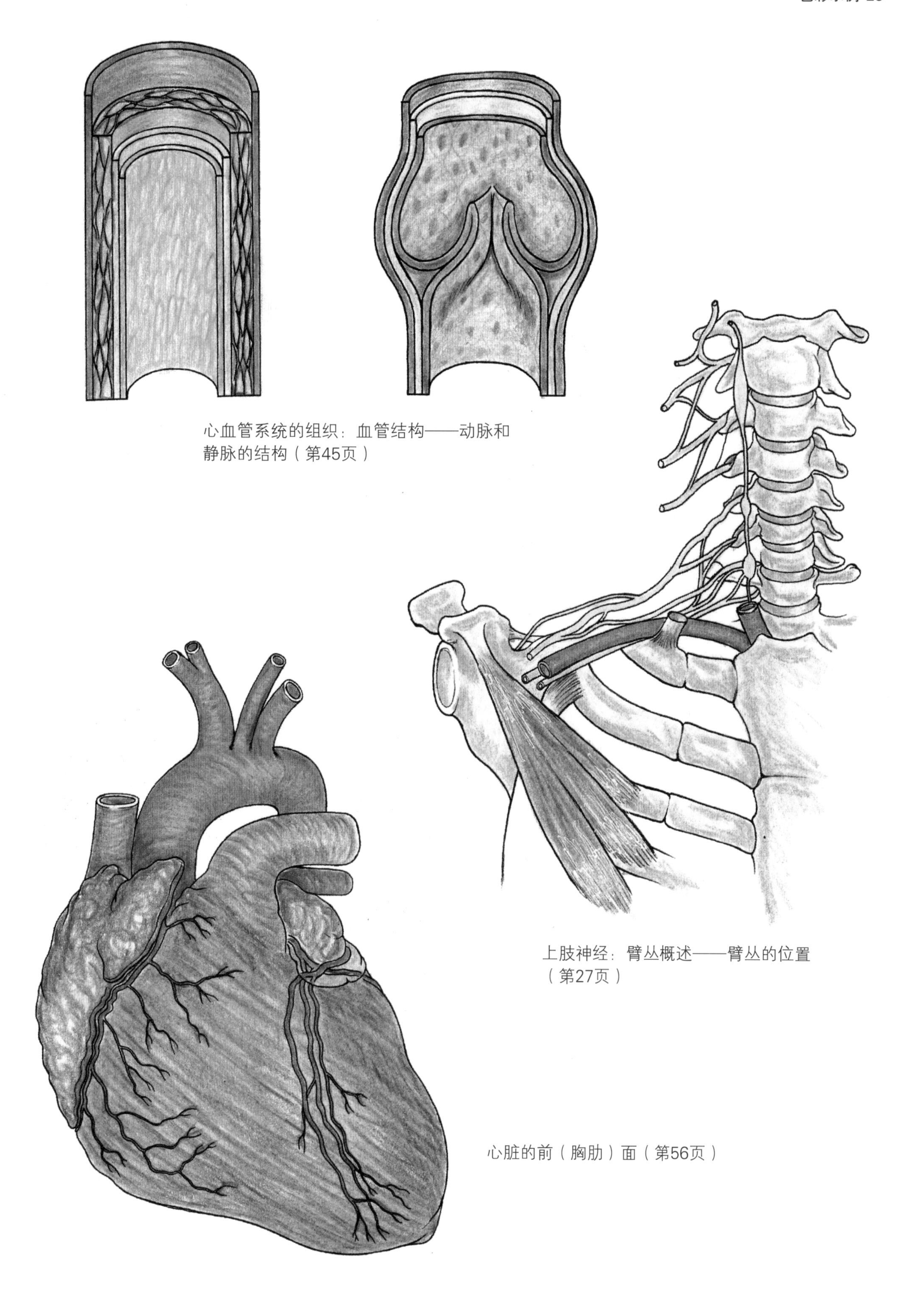

心血管系统的组织：血管结构——动脉和静脉的结构（第45页）

上肢神经：臂丛概述——臂丛的位置（第27页）

心脏的前（胸肋）面（第56页）

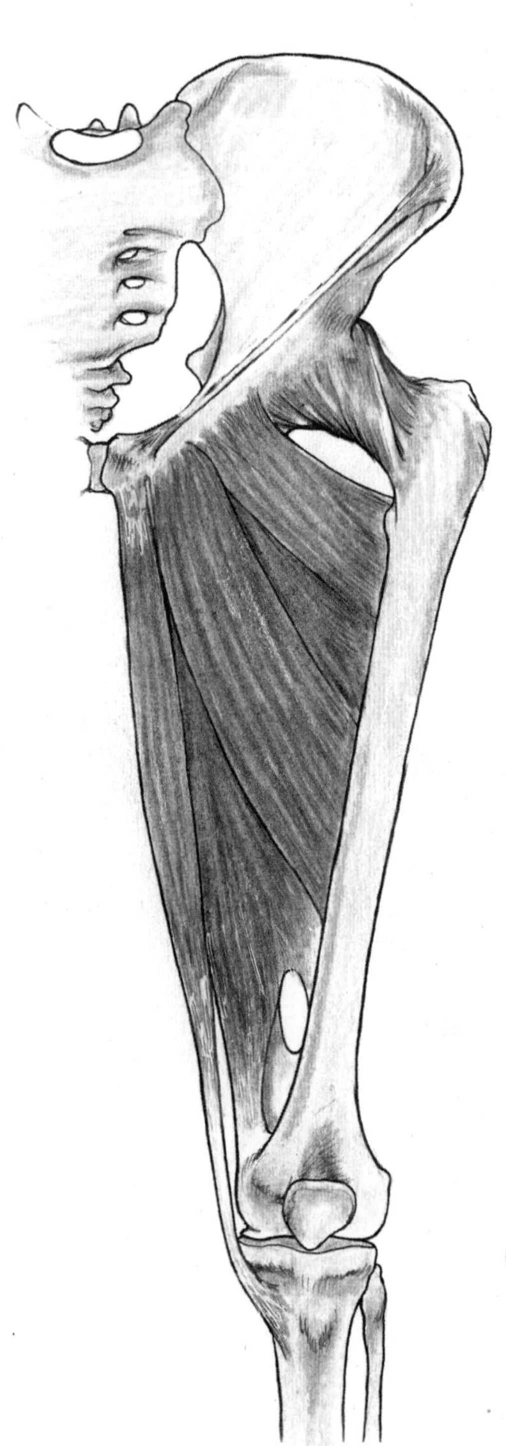

髋关节伸肌和内收肌（第122页）

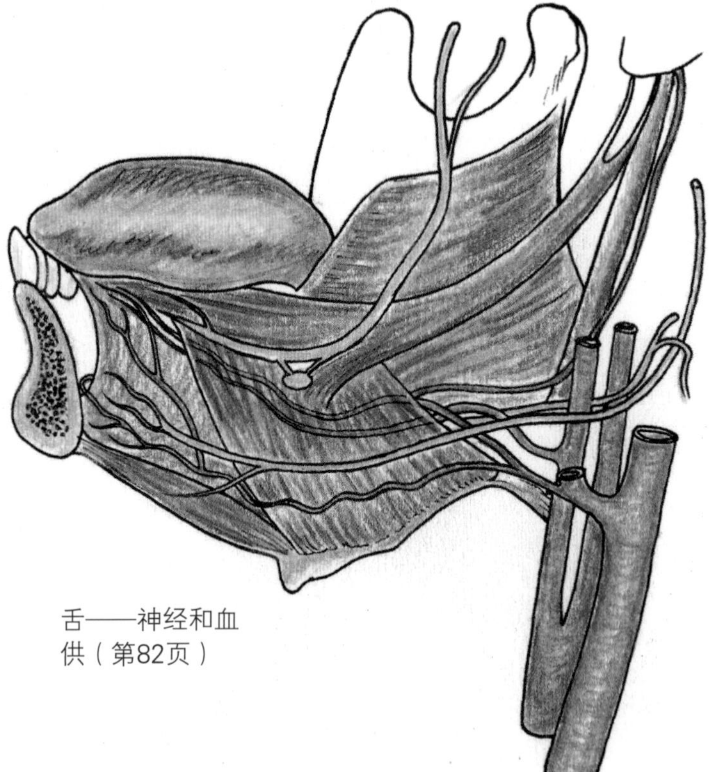

舌——神经和血供（第82页）

神经系统

自主神经系统的构造

自主神经系统涉及内脏结构（如腺、血管和肠道）的非自主性控制。此系统广泛分布于整个人体，由神经元组成神经节及神经纤维交织成丛。自主神经系统的节后神经元主要聚集在胸部和腹部，靠近它们分布的内脏。一般而言，交感神经系统准备着身体对外部环境或危机的反应——所谓的“战斗或飞行”，而副交感神经系统涉及保存和建立能量——所谓的“休息和消化”。副交感神经低级中枢位于脑干和脊髓骶部节前纤维随脑神经和盆神经发出；交感神经低级中枢位于胸腰部，节前纤维自胸1节段（T1），至腰2节段（L2）发出。

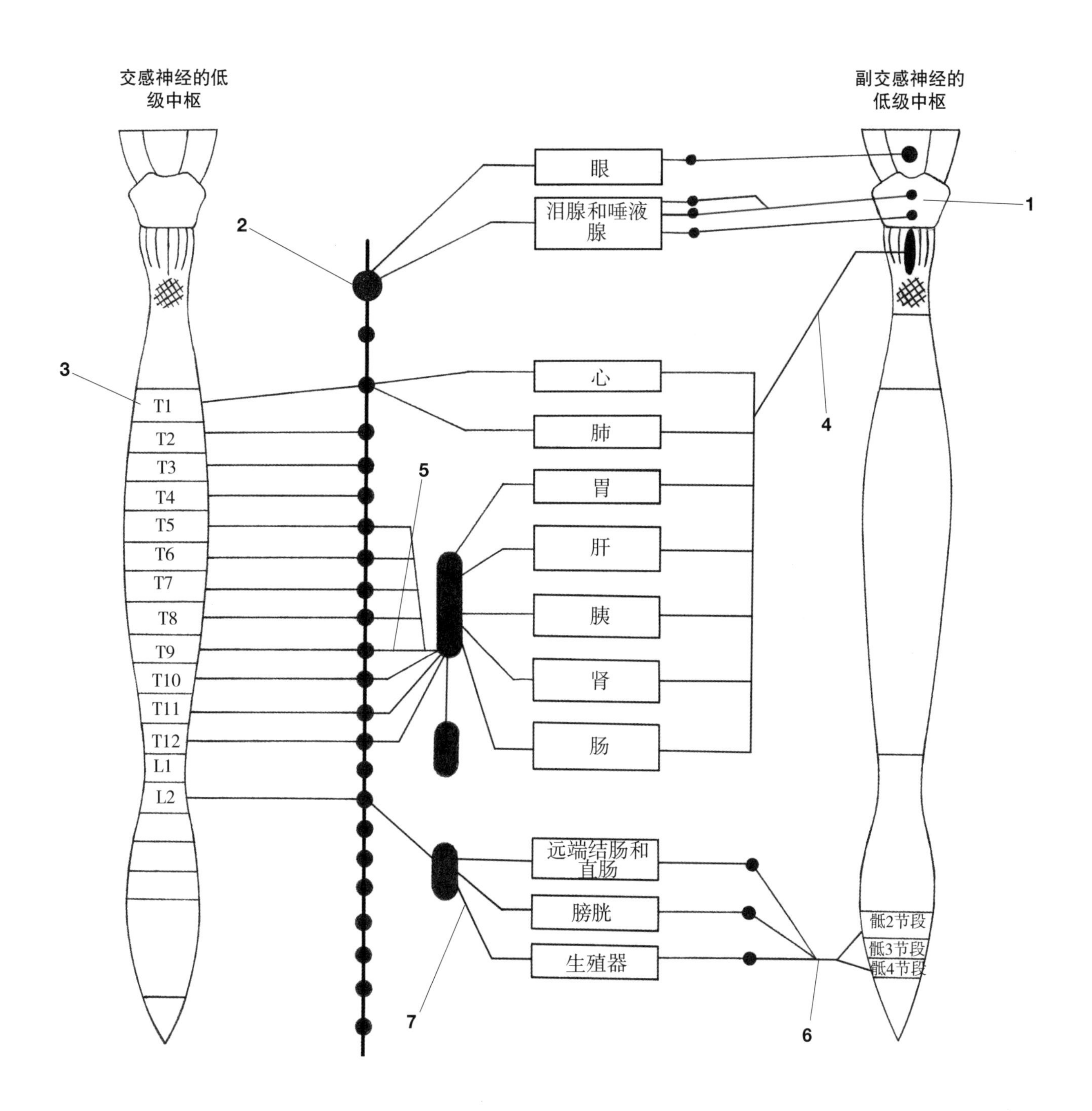

关键词： **1.** 颅内副交感神经；**2.** 颈部交感神经链（交感干）；**3.** 交感神经低级中枢；**4.** 迷走神经；**5.** 胸内脏神经；**6.** 盆内脏神经；**7.** 腹下神经。

脊髓和脊神经

人体有31对脊神经，分为颈神经、胸神经、腰神经、骶神经和尾神经，在相邻的两个椎骨之间离开脊髓。每个脊神经由传达感觉信息的后根和传达运动指令的前根形成混合性神经。脊髓的灰质含有感觉和运动神经元的细胞体，白质含有它们的有髓轴突。胸1至腰2脊神经也含有交感神经节前纤维。

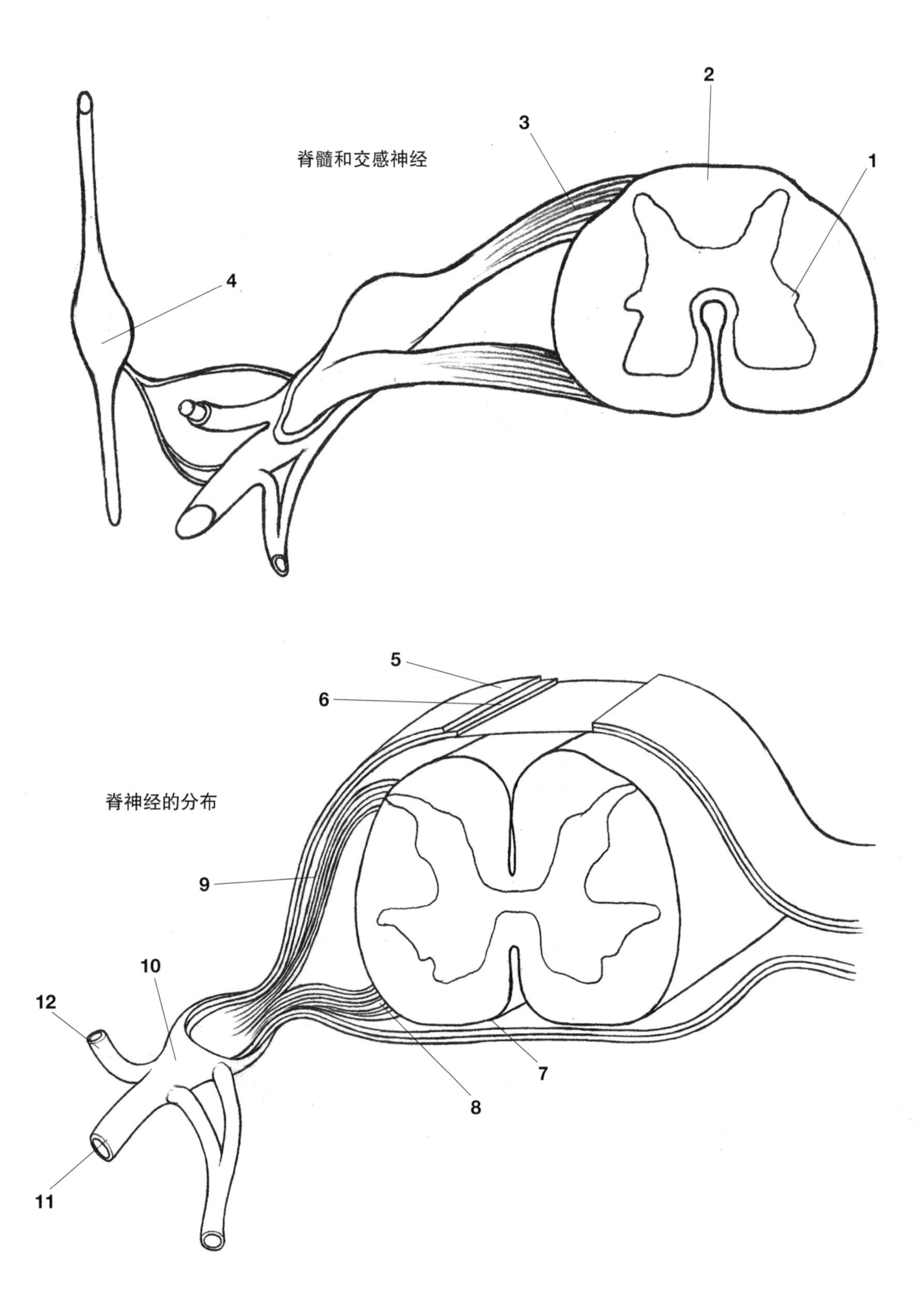

关键词： **1.** 灰质侧角（仅存在于胸1至腰2节段）；**2.** 脊髓；**3.** 后根；**4.** 交感神经节；**5.**硬膜（切面）；**6.** 蛛网膜（切面）；**7.** 脊髓；**8.** 前根；**9.** 后根；**10.** 脊神经；**11.** 脊神经前支；**12.** 脊神经后支。

上肢神经：臂丛概述

脊神经的前支结合形成丛——颈丛、臂丛、腰丛和骶丛。它们的分支和分布很复杂。

臂丛由第五、第六、第七和第八颈神经的前支和第一胸神经的前支形成。它们的主干形成神经丛，位于颈后三角的前斜角肌和中斜角肌之间；并穿过其中，进入腋窝，在此它们围绕腋动脉并分支分布。

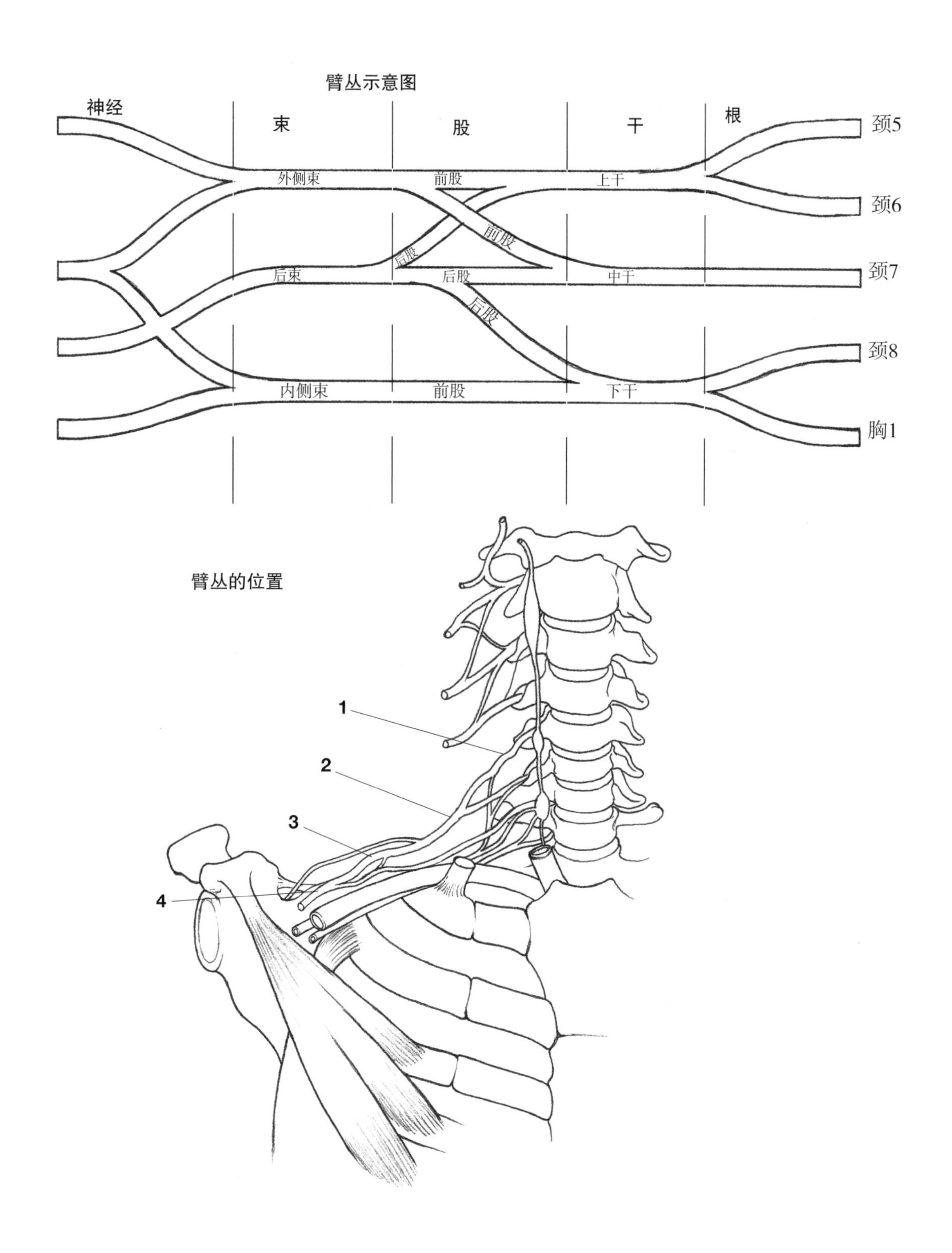

关键词：**1.** 第五颈神经至第一胸神经的前支；**2.** 干（上干、中干、下干）；**3.** 股（前股、后股）；**4.** 束（内侧束、外侧束）。

臂丛和它的分支神经

臂丛确保每块上肢肌由多个脊髓水平的神经提供支配。

桡神经（颈5~胸1）提供臂和前臂的后群肌（伸肌）和相应区域皮肤的神经支配。正中神经（颈6~胸1）联合尺神经（颈8~胸1）提供前臂和手的肌肉的神经支配。肌皮神经（颈5、颈6、颈7）提供臂部的肌肉和前臂皮肤的神经支配。腋神经（颈5、颈6）提供三角肌及其覆盖的皮肤和小圆肌的神经支配。

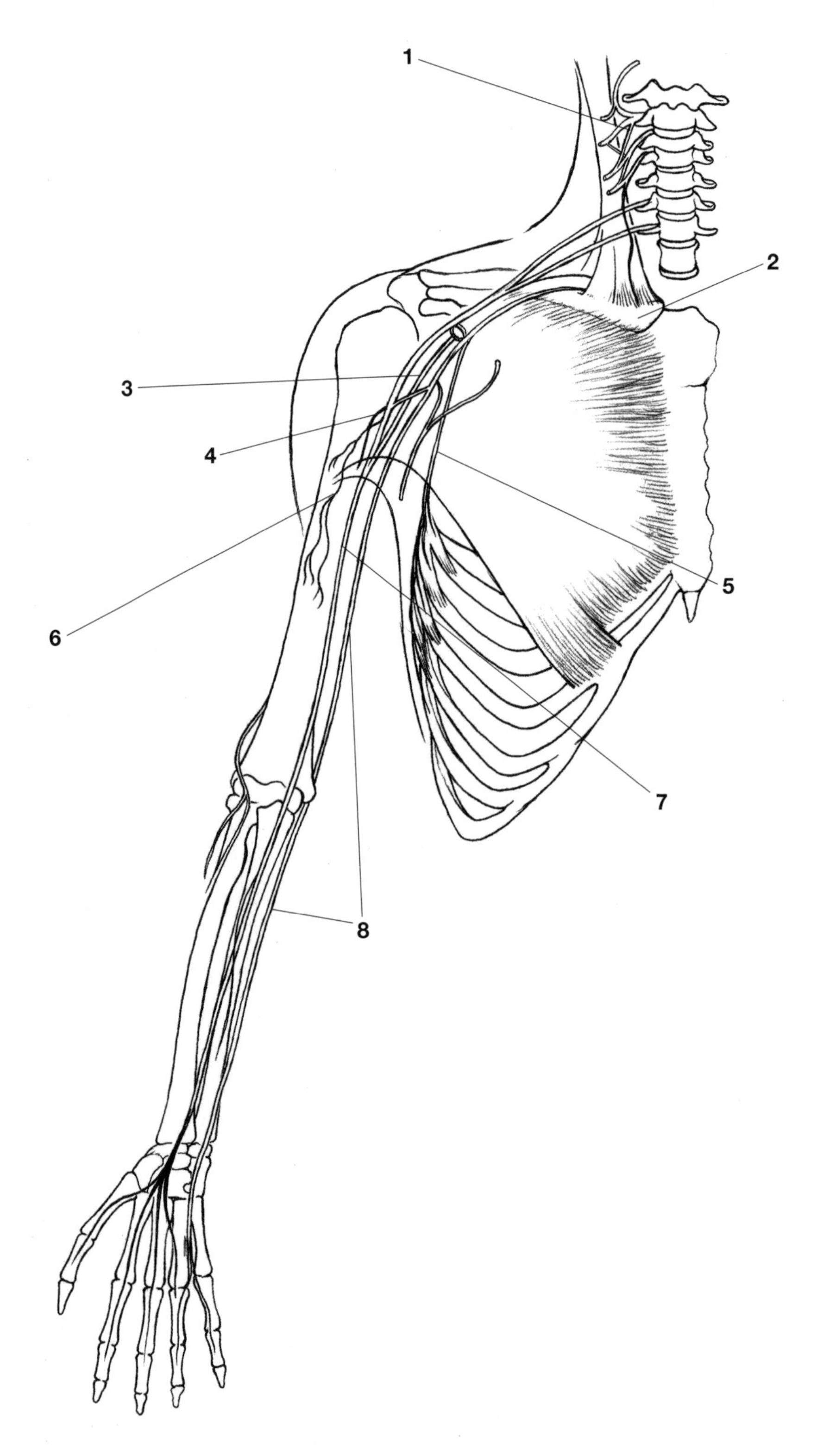

关键词：1. 神经根；**2.** 锁骨；**3.** 桡神经；**4.** 腋神经；**5.** 胸长神经；**6.** 肌皮神经（肌支）；**7.** 正中神经；**8.** 尺神经。

下肢

股神经（腰2~腰4）穿过腰大肌，经过腹股沟韧带下方，到股动脉的外侧面，之后在股前区只有短短的共干（2in，约5cm），马上分解成许多终末支，支配股前区的肌肉和皮肤，并发出隐神经，支配小腿的内侧面、足、踝内侧面和踇趾的感觉。

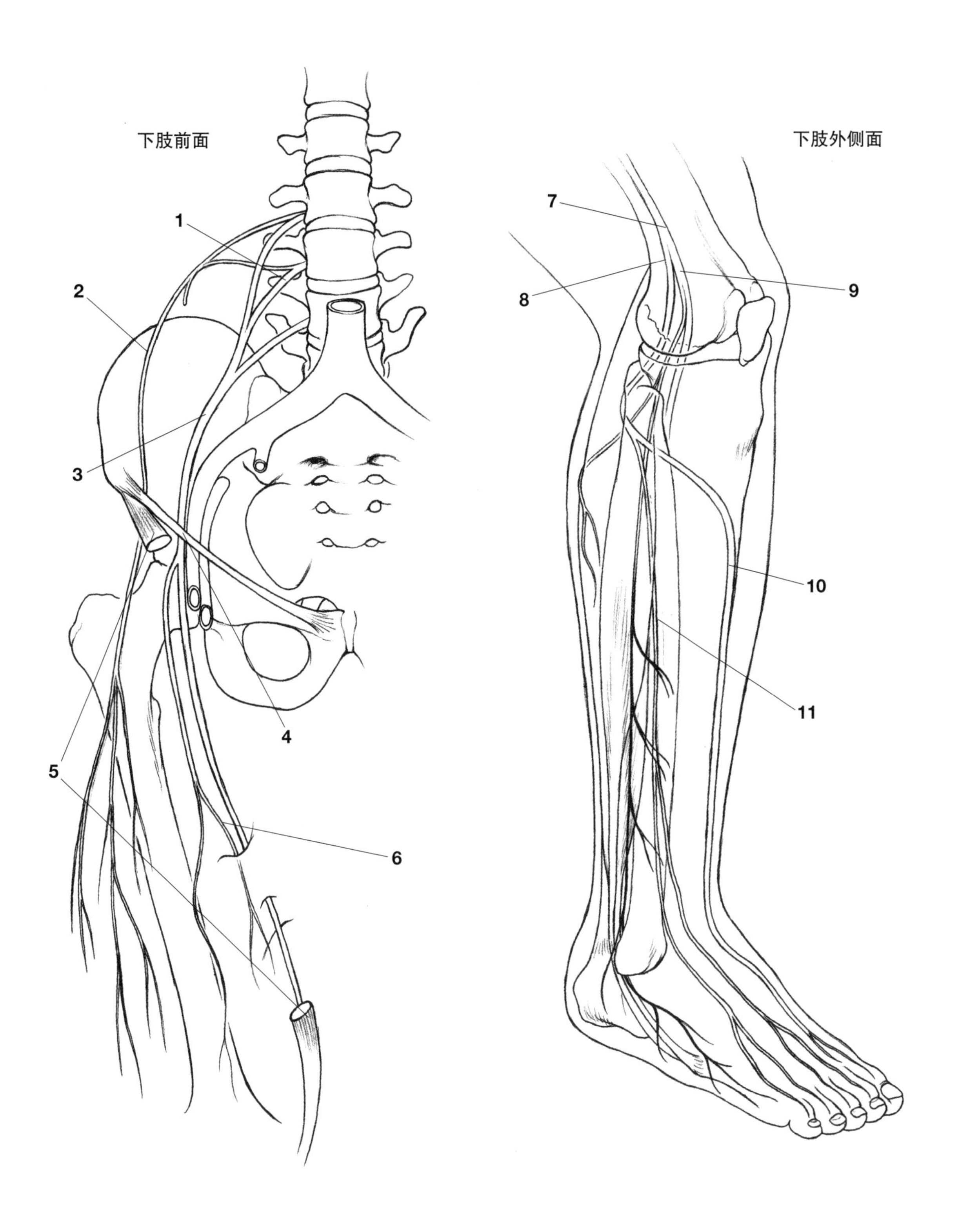

关键词：1. 腰2~腰4神经的前根；**2.** 股外侧皮神经；**3.** 股神经；**4.** 腹股沟韧带；**5.** 缝匠肌（切面）；**6.** 股神经的内侧皮支；**7.** 坐骨神经；**8.** 腓总神经；**9.** 胫神经；**10.** 腓深神经；**11.** 腓浅神经。

下肢的内侧面和后面

坐骨神经（腰4、腰5，骶1~骶3）是人体最长的神经。此神经从盆腔的坐骨大孔浅出，分布到梨状肌，经臀大肌深面下行，位置不正确的肌内注射有损伤此神经的风险。然后坐骨神经越过坐骨及大收肌的后表面下降，通常在大腿中段分为胫神经和腓总神经。坐骨神经干支配股二头肌、半膜肌、半腱肌及大收肌。除了到股二头肌短头的分支，所有的肌支均发自坐骨神经干的内侧，所以外侧是安全侧。

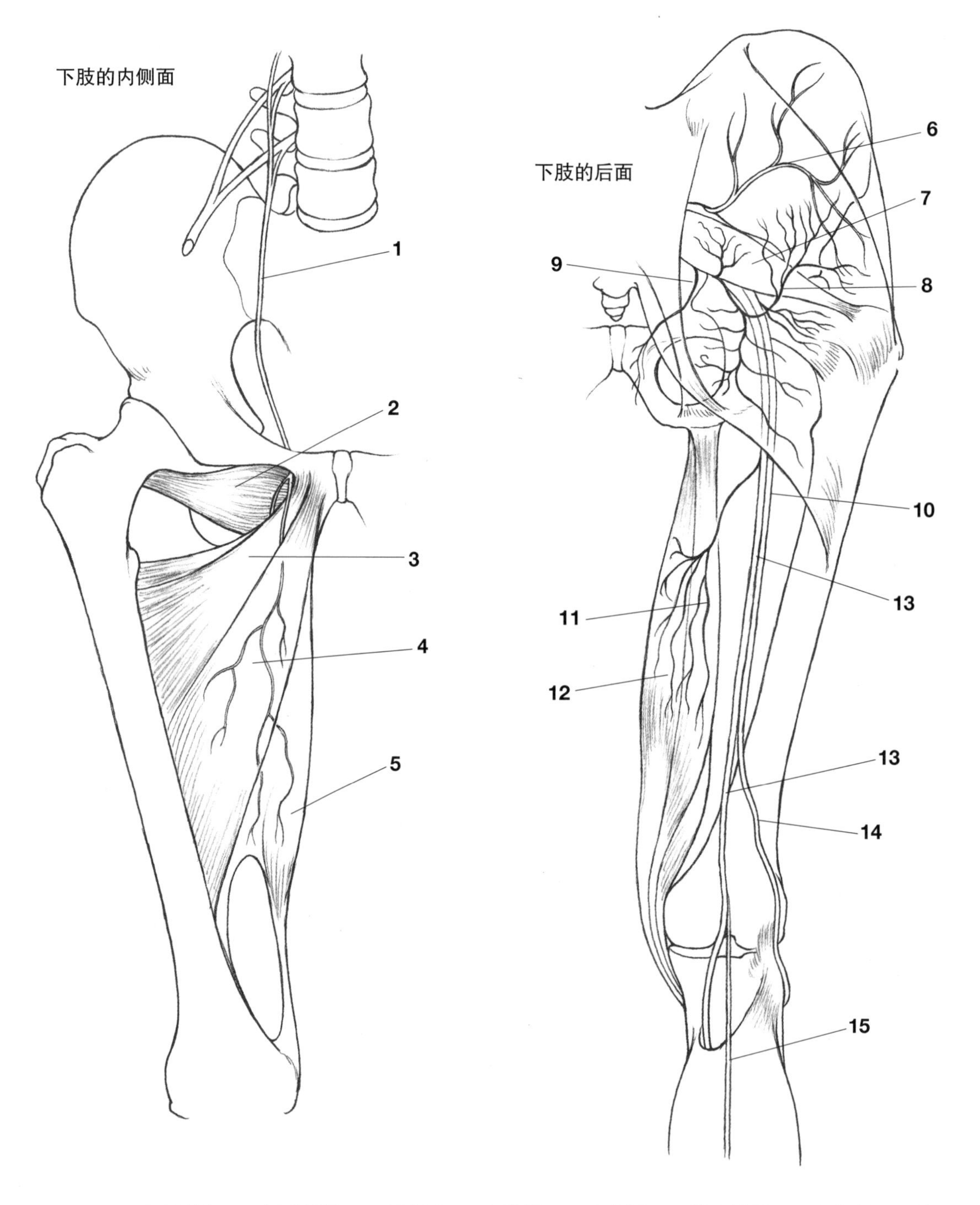

关键词：1. 闭孔神经；**2.** 闭孔外肌；**3.** 短收肌；**4.** 长收肌；**5.** 大收肌；**6.** 臀上神经；**7.** 梨状肌；**8.** 臀下神经；**9.** 股后皮神经；**10.** 坐骨神经；**11.** 至半膜肌的神经；**12.** 至半腱肌的神经；**13.** 胫神经；**14.** 腓总神经；**15.** 腓肠神经。

头颈部：脑神经

12对脑神经均起源于脑，通过相应的颅底孔裂分布于头部和颈部。其中迷走神经是例外，此神经继续下行进入胸部和腹部。通常，脑神经从颅端到尾端按罗马数字命名和编号。

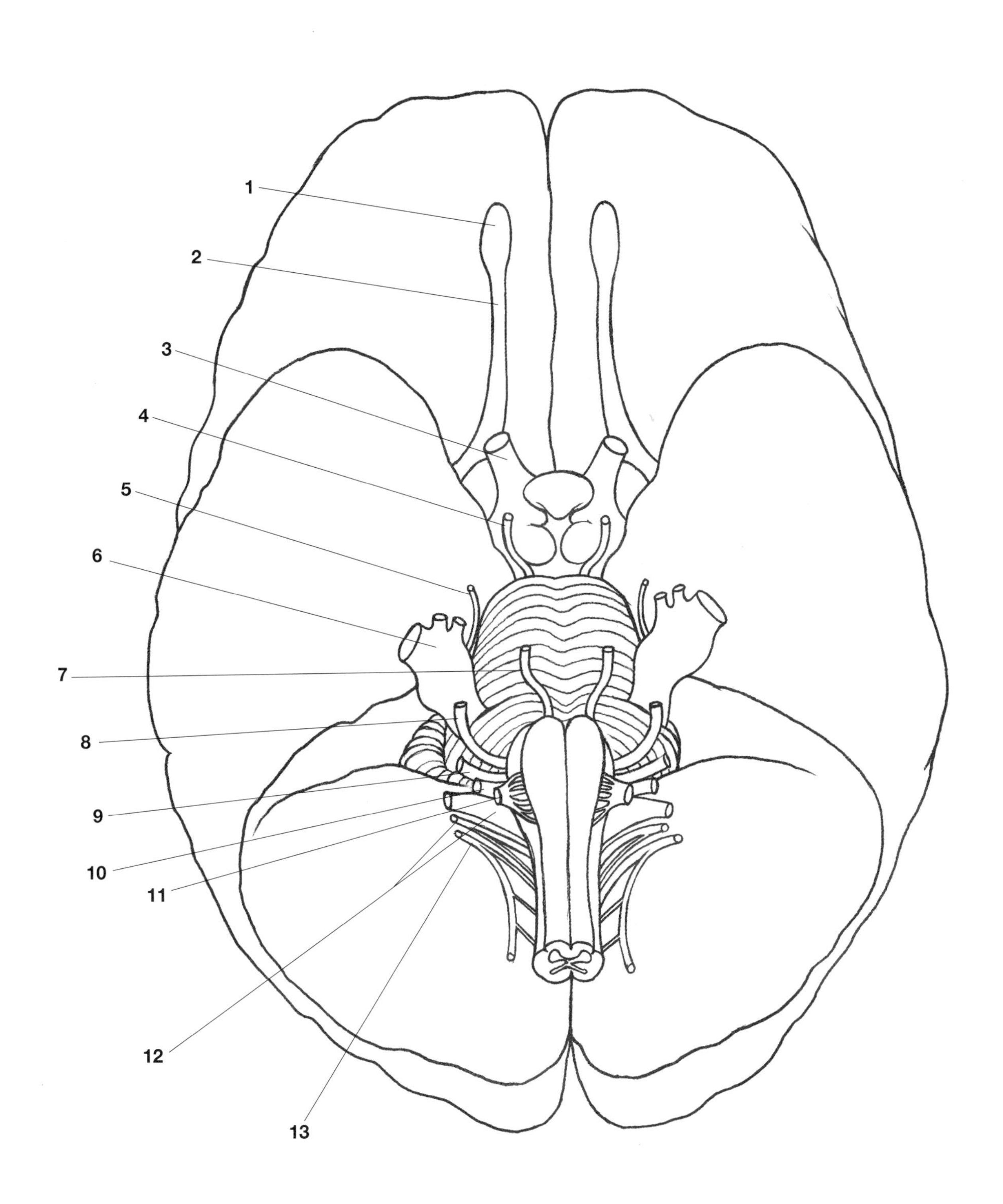

关键词： **1.** 嗅球；**2.** 嗅束；**3.** 视神经；**4.** 动眼神经；**5.** 滑车神经；**6.** 三叉神经；**7.**展神经；**8.** 面神经；**9.** 前庭蜗神经；**10.** 舌咽神经；**11.** 舌下神经；**12.** 迷走神经；**13.** 副神经。

头颈部：三叉神经

三叉神经含有感觉和运动两种纤维成分。感觉神经传导面部和头皮的信息。自主神经的节后纤维随着三叉神经的分支广泛分布。

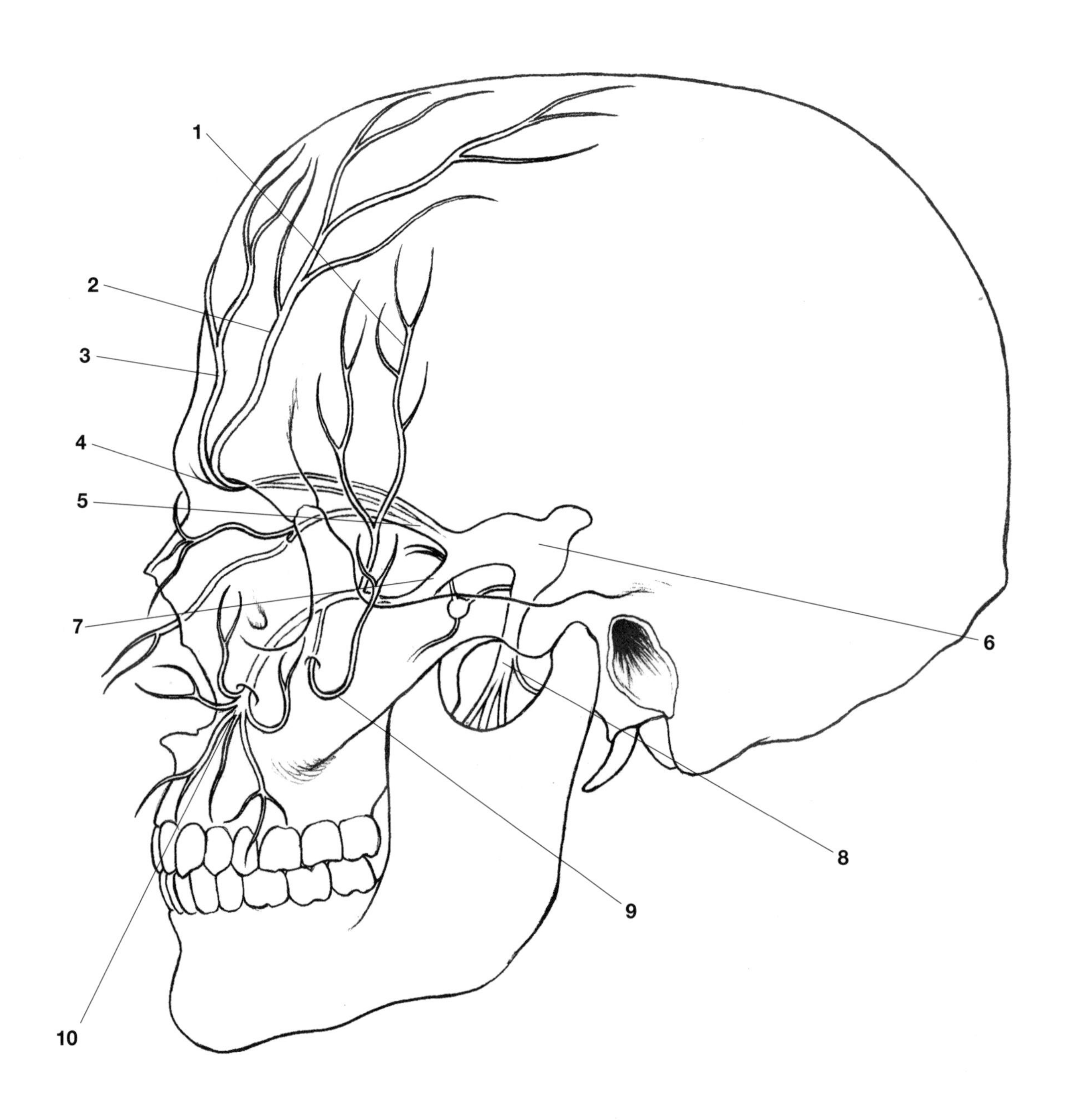

关键词：1. 颧颞支；**2.** 眶上神经；**3.** 额神经；**4.** 泪腺神经；**5.** 眼神经；**6.** 三叉神经；**7.** 上颌神经；**8.** 下颌神经；**9.** 颧神经；**10.** 眶下神经。

头颈部：下颌神经

三叉神经有三个分支：眼神经、上颌神经和下颌神经。前两个分支是纯感觉性的；下颌神经还含有至咀嚼肌的运动纤维。

下颌神经的分支

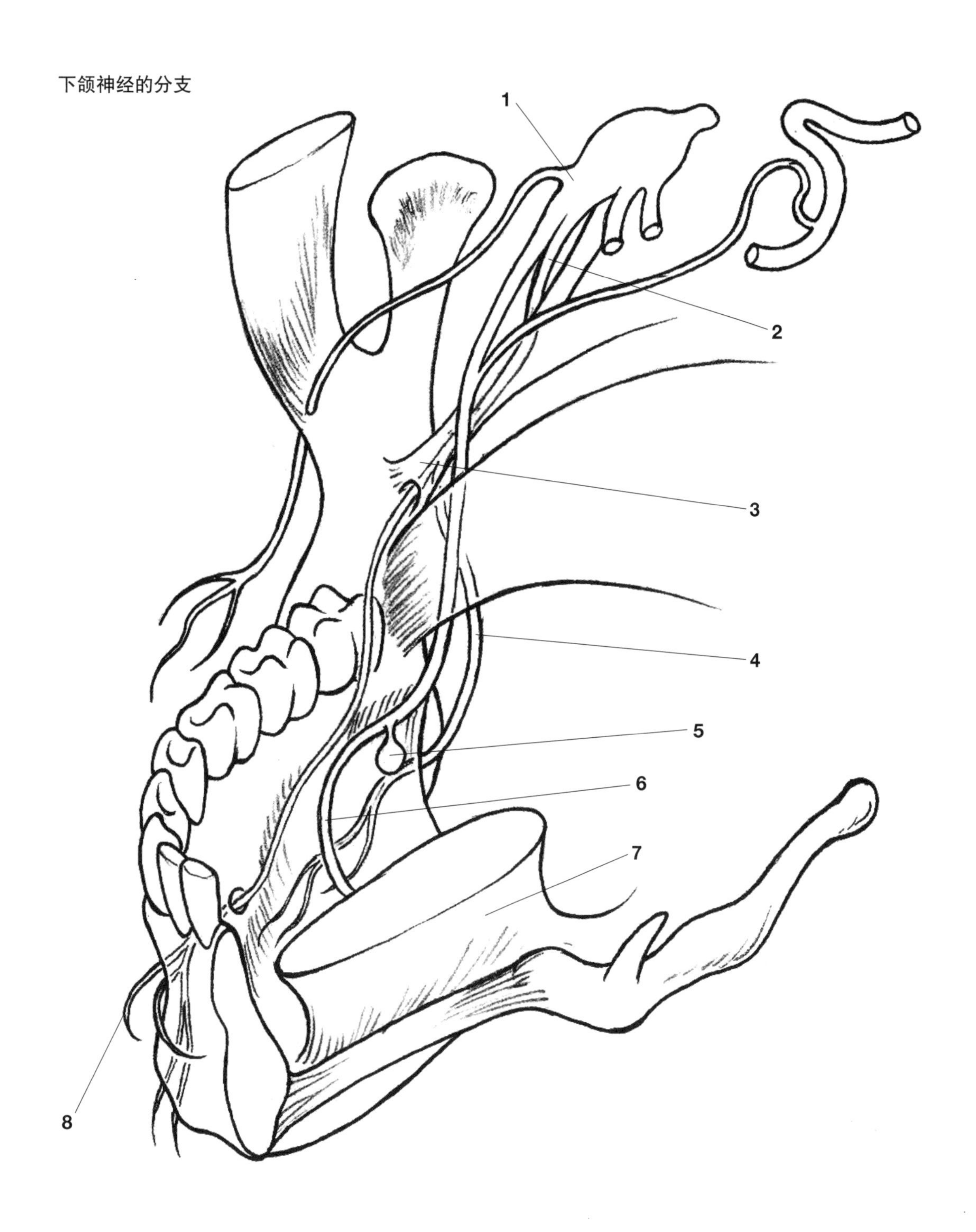

关键词：1. 下颌神经；**2.** 下牙槽神经；**3.** 进入下颌管的下牙槽神经；**4.** 至舌骨舌肌的神经；**5.** 下颌下神经节；**6.** 舌神经；**7.** 颏舌肌；**8.** 颏神经。

面神经在颞骨内的交通

面神经的运动纤维支配所有的面部表情肌。它还含有颅部的副交感神经节前纤维，分布于泪腺、下颌下腺、舌下腺、鼻和腭的黏液腺，以及舌前2/3的味觉纤维。面神经负责外耳道内面皮肤的一般感觉。面神经只有运动神经元的轴突从茎乳孔浅出。面神经在颞骨中发出数个分支，如下图所示。

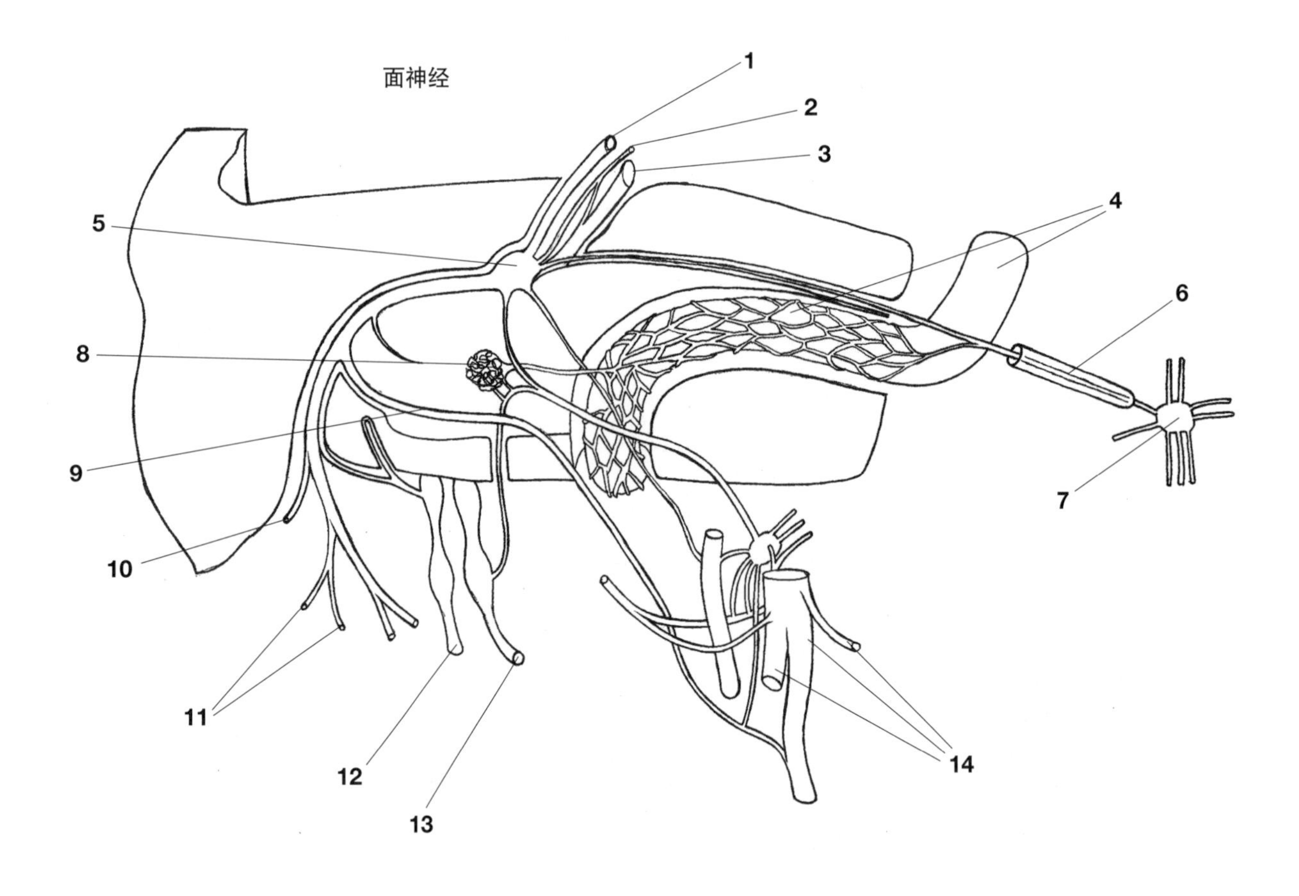

关键词：1. 面神经的运动根；**2.** 面神经的感觉根；**3.** 前庭蜗神经（听神经）；**4.** 颈内动脉交感神经丛；**5.** 面神经节；**6.** 翼管神经；**7.** 翼腭神经节；**8.** 鼓室丛；**9.** 鼓索；**10.** 耳后神经；**11.** 至茎突舌骨肌和二腹肌后腹的神经；**12.** 迷走神经；**13.** 舌咽神经；**14.** 三叉神经的分支。

三叉神经和面神经在面部的分布

注意：编号1、2、3、6是三叉神经的分支，编号4、5、7、8和9是面神经的分支。

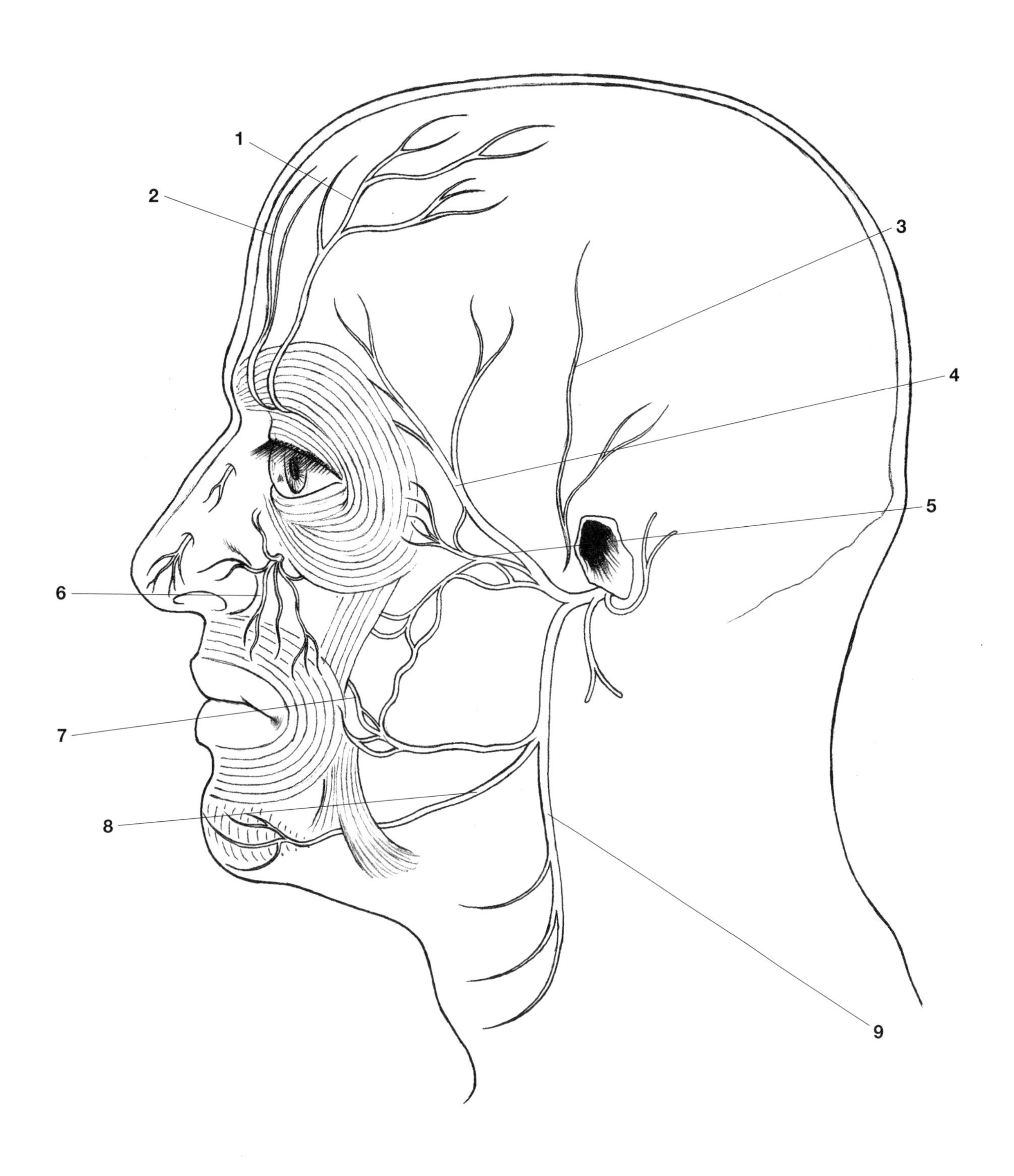

关键词：1. 眶上神经；**2.** 滑车上神经；**3.** 耳颞神经；**4.** 第七对脑神经颞支；**5.** 第七对脑神经颧支；**6.** 眶下神经；**7.** 第七对脑神经颊支；**8.** 下颌缘支；**9.** 颈支。

胸部

第十对脑神经即迷走神经，是分布最广泛的脑神经，它包含大量的副交感神经纤维。除了心脏和腹部脏器，迷走神经的传入（感觉）纤维分布于咽、食管、胃、喉、气管和肺，它的传出（运动）纤维分布于这些内脏的平滑肌。

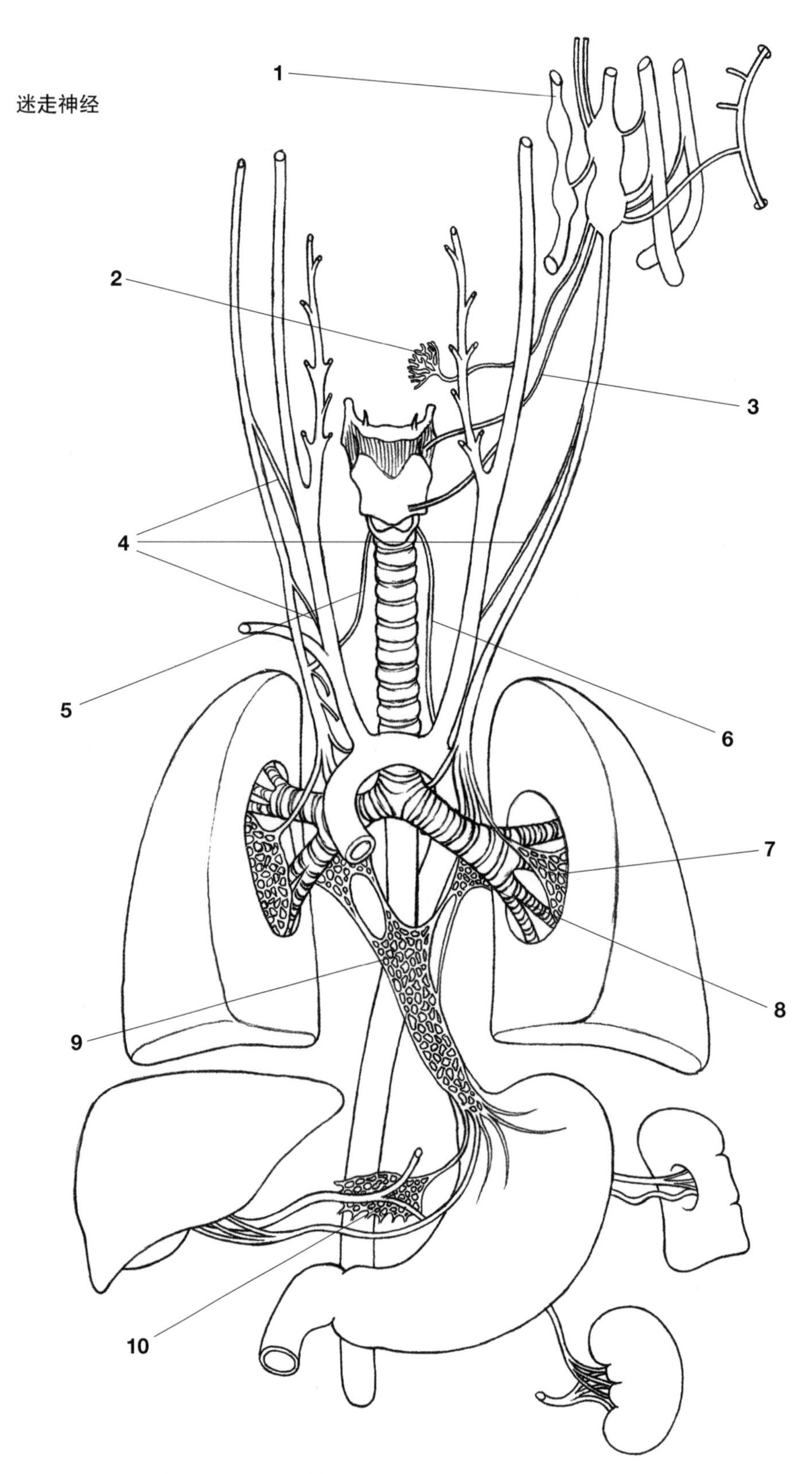

关键词：1. 左迷走神经；**2.** 咽丛；**3.** 左喉上神经；**4.** 心支至心丛；**5.** 右喉返神经；**6.** 左喉返神经；**7.** 后肺丛；**8.** 前肺丛；**9.** 由右和左迷走神经干包绕的食管；**10.** 腹腔丛。

典型的胸神经

胸神经的前支，除了第一对的部分成丛，其他的均独立分布。前十一对形成肋间神经，第十二对形成肋下神经。

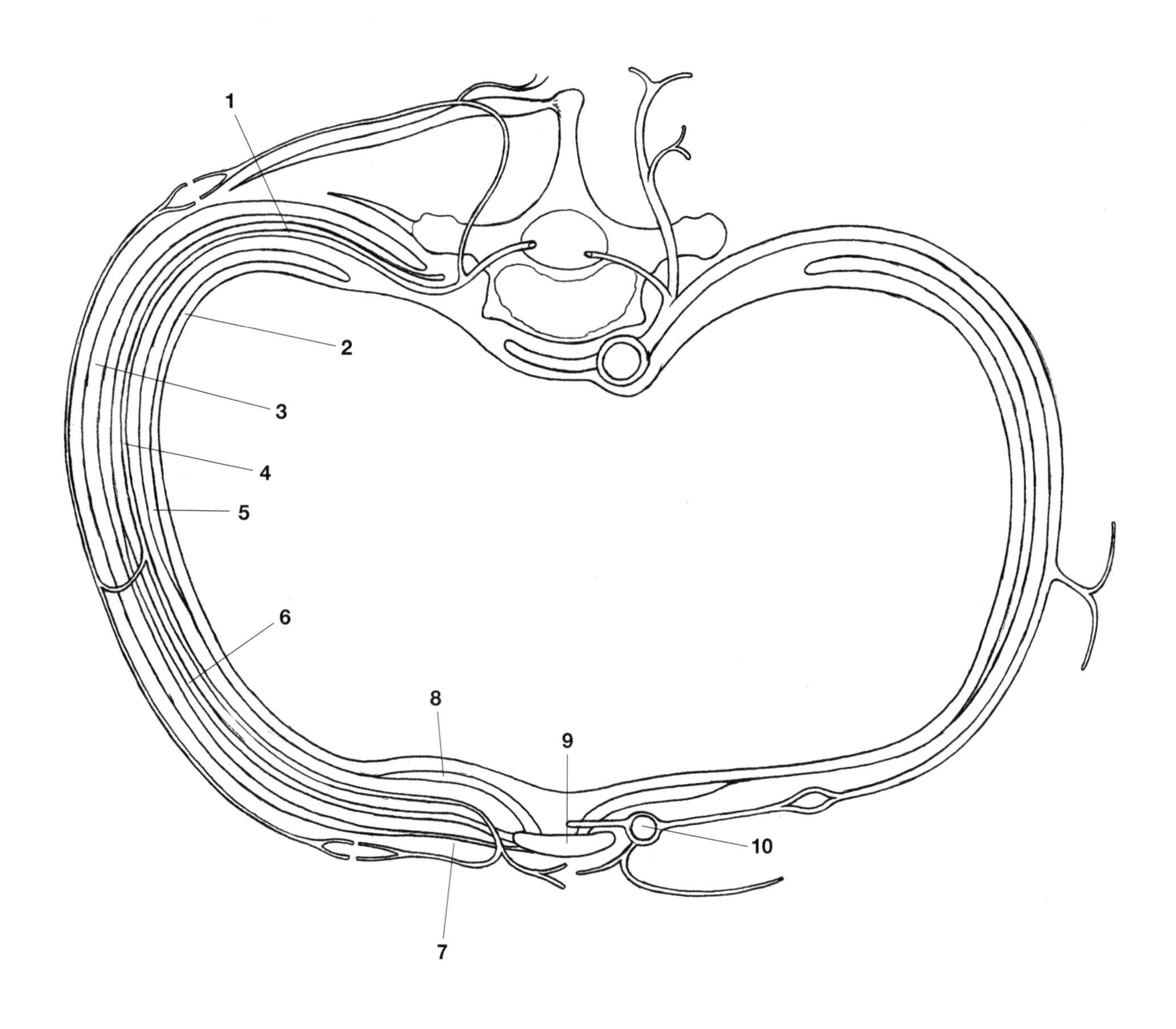

关键词：1. 脊神经前根；**2.** 胸膜；**3.** 肋间外肌；**4.** 肋间神经；**5.** 肋间最内肌；**6.** 肋间内肌；**7.** 肋间外膜；**8**. 胸横肌；**9.** 胸骨；**10.** 胸廓（乳房）内动脉。

腹部和盆部：腰丛

腰丛起源于腰1~腰4脊神经的前支。腰丛的主干横过腰大肌，从其外侧浅出。有两个分支例外：闭孔神经出现在此肌腱的内侧，生殖股神经在此肌的前面浅出。腰丛的重要分支是股神经和闭孔神经。

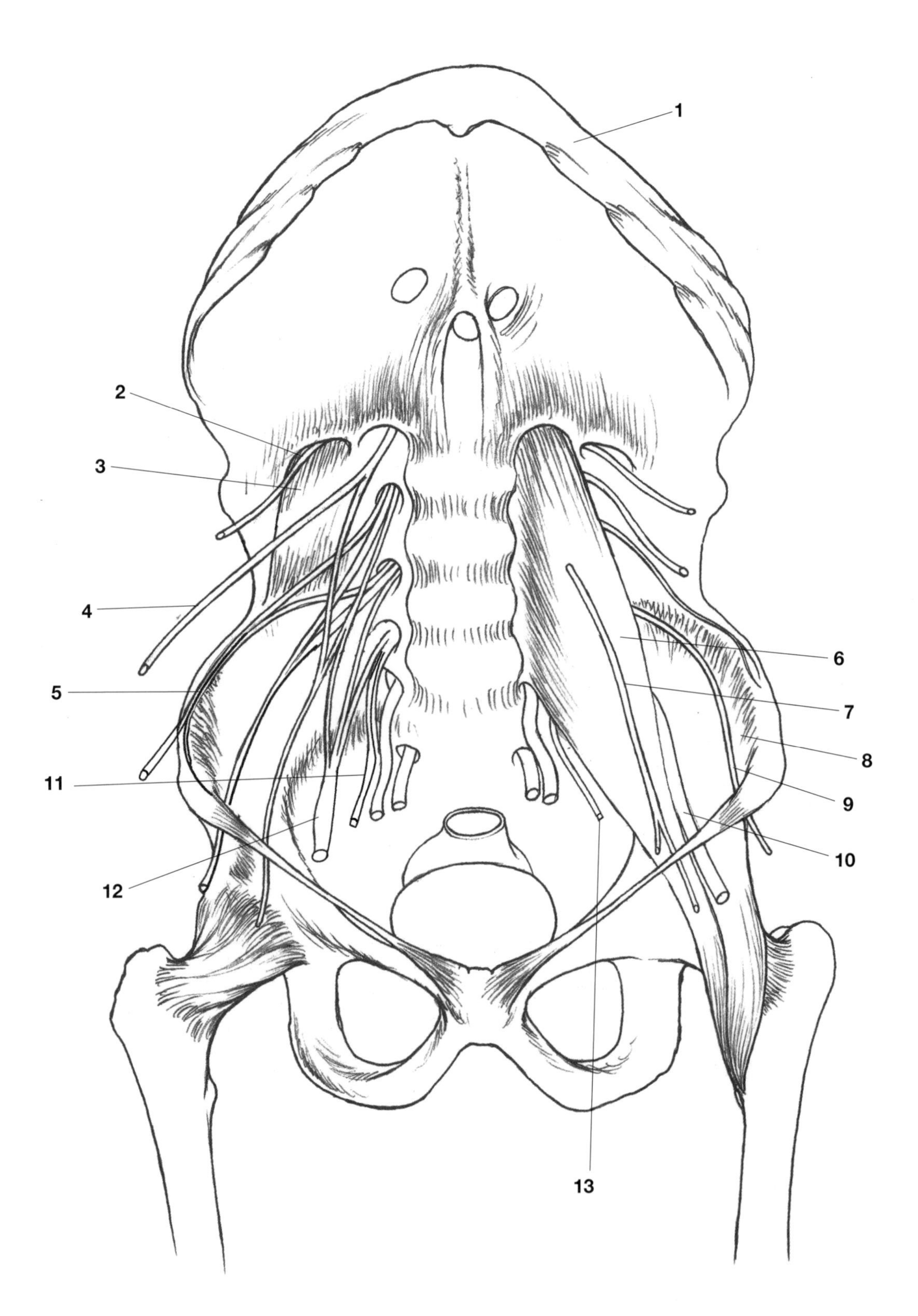

关键词：1. 膈肌；**2.** 肋下神经；**3.** 腰方肌；**4.** 髂腹下神经；**5.** 髂腹股沟神经；**6.** 腰大肌；**7.** 生殖股神经；**8.** 髂肌；**9.** 股外侧皮神经；**10.** 股神经；**11.** 闭孔神经；**12.** 股神经；**13.** 闭孔神经。

腹部和盆腔的自主神经

腹部结构中，前1/3的结肠，至结肠脾曲，接受迷走神经的副交感神经纤维；结肠脾曲以后，接受盆内脏神经的副交感神经纤维。交感神经纤维从胸部下行至腹部，有内脏大神经、内脏小神经和内脏最小神经。内脏大神经（胸5~胸9的交感神经）参与腹腔神经丛。内脏小神经（胸10、胸11的交感神经）参与肠系膜上丛，内脏最小神经参与肠系膜下丛。肠系膜下丛还接受了来自腹下丛的交感神经。

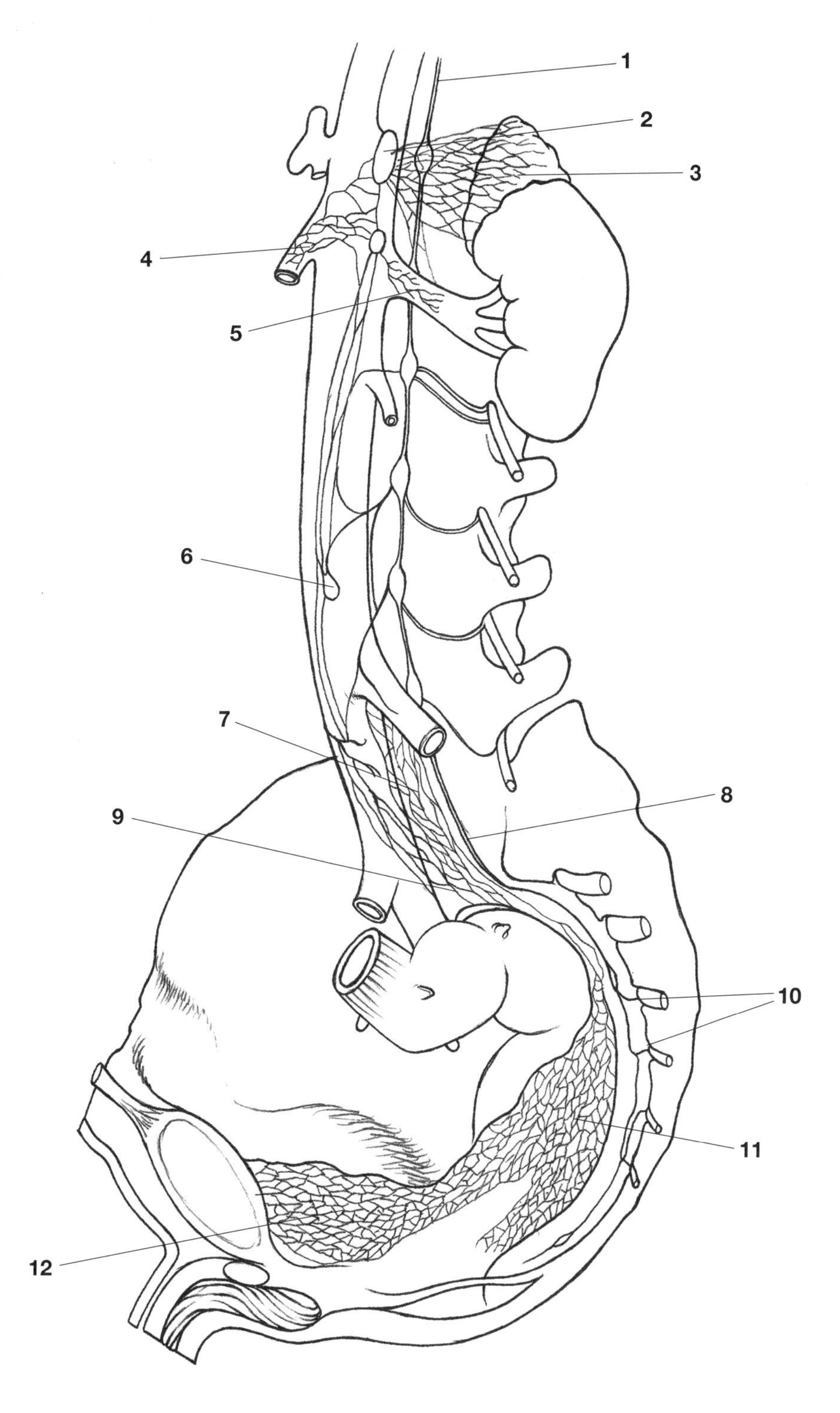

关键词：1. 交感干；**2.** 腹腔神经节；**3.** 肾上丛；**4.** 肠系膜上丛；**5.** 肾丛；**6.** 肠系膜下丛；**7.** 下腹丛；**8.** 交感神经干；**9.** 盆丛；**10.** 盆内脏神经；**11.** 直肠丛；**12.** 膀胱丛。

骶丛：阴部神经

阴部神经（骶2~骶4脊神经）主要支配会阴。此神经行径复杂，从骨盆经坐骨大孔向后至臀部，然后沿着坐骨肛门窝的侧壁，通过会阴深隙，最后提供外生殖器的皮肤的神经支配。

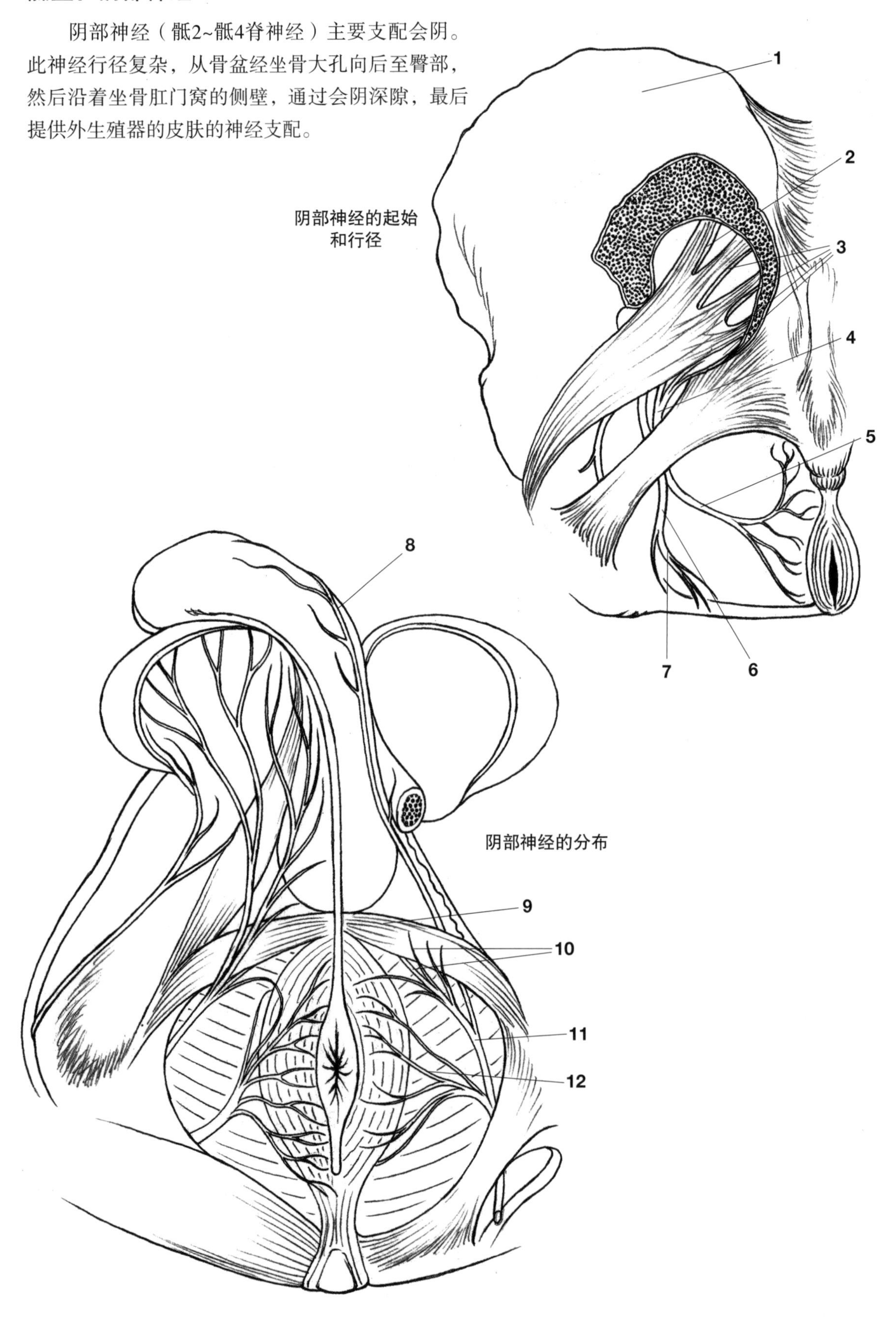

关键词：1. 髂骨；**2.** 腰骶干；**3.** 骶1~骶4脊神经的前支；**4.** 阴部神经；**5.** 直肠下神经；**6.** 阴部神经；**7.** 会阴神经；**8.** 阴茎背神经；**9.** 会阴横肌；**10.** 会阴神经浅、深支；**11.** 阴部神经；**12.** 直肠下神经。

内分泌系统

内分泌系统由产生激素的内分泌腺，以及有其他功能而同时含有产生激素细胞的器官组织组成。前者包括垂体、松果体、甲状腺、甲状旁腺和肾上腺，后者包括胸腺、肝、胃、胰、肾和生殖腺。

下丘脑是内分泌腺的主要的调节器官。它具有两种类型的传出纤维：经下行神经纤维进入脑干，通过自主神经系统影响内分泌腺；经激素传出，通过其神经激素调节第二级内分泌腺。

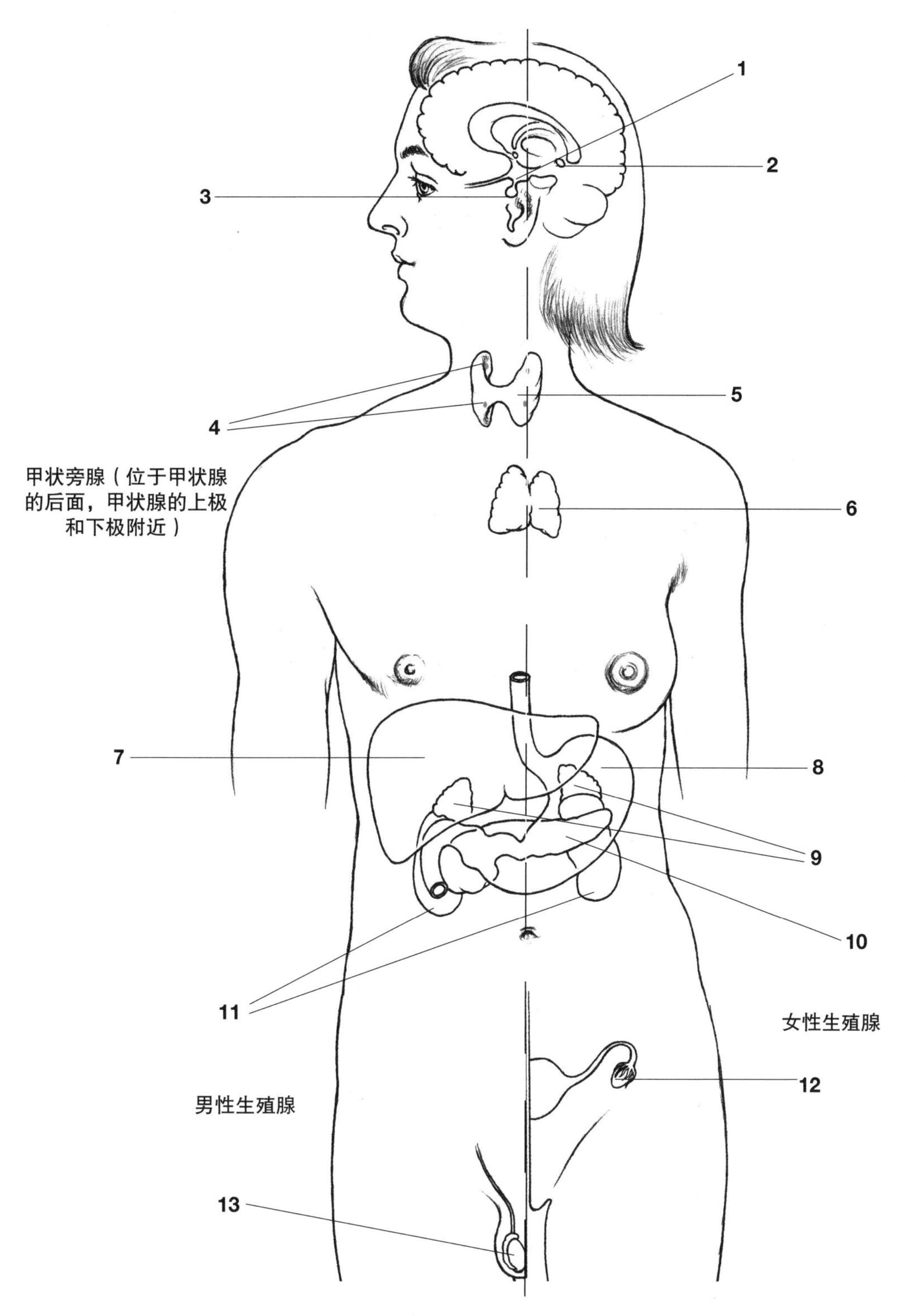

关键词：1. 下丘脑；**2.** 松果体；**3.** 垂体；**4.** 甲状旁腺；**5.** 甲状腺；**6.** 胸腺；**7.** 肝；**8.** 胃；**9.** 肾上腺；**10.** 胰；**11.** 肾；**12.** 卵巢；**13.** 睾丸。

垂体

垂体位于蝶骨的垂体窝中，其产生的激素影响其他内分泌腺的活动。垂体窝的顶由硬膜组成，垂体茎（漏斗）穿过其中。

垂体的上方与视交叉相邻，左右两侧与海绵窦和颈内动脉相邻，前下方与蝶窦相邻。垂体由前叶（腺垂体）和后叶（神经垂体）两部分组成。下丘脑分泌的激素经下丘脑-垂体门脉系统到达垂体前叶。

松果体只有0.5in（约1.3cm）长，位于第三脑室的顶部，产生褪黑激素。

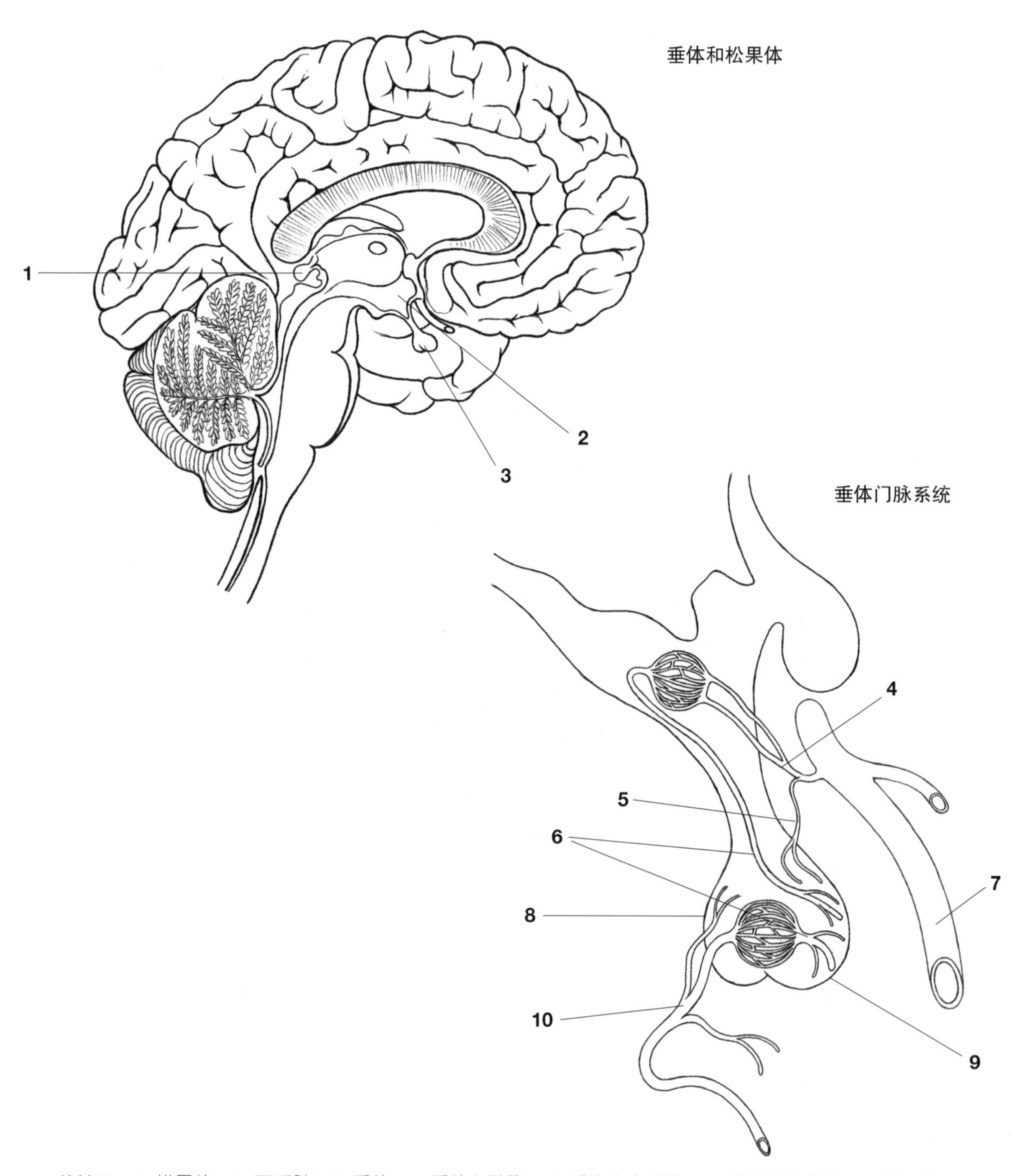

关键词：**1.** 松果体；**2.** 下丘脑；**3.** 垂体；**4.** 垂体上动脉；**5.** 垂体中央动脉；**6.** 垂体门微静脉；**7.** 颈内动脉；**8.** 后叶；**9.** 前叶；**10.** 垂体下动脉。

甲状腺

甲状腺位于颈前三角区。它由两个侧叶经峡部在第二至第四气管软骨环前方联合在一起，它产生甲状腺素和降钙素。

甲状腺的血供来自甲状腺上动脉（颈外动脉的分支）和甲状腺下动脉（锁骨下动脉的甲状颈干的分支）。它们分别有喉上神经的外支和喉返神经伴行，其静脉通过甲状腺上静脉（至颈内静脉）和甲状腺下静脉（至锁骨下静脉、左头臂静脉）而回心。

四个甲状旁腺位于甲状腺侧叶的后面。它们的位置不恒定，尤其是下方的。甲状旁腺分泌甲状旁腺素。

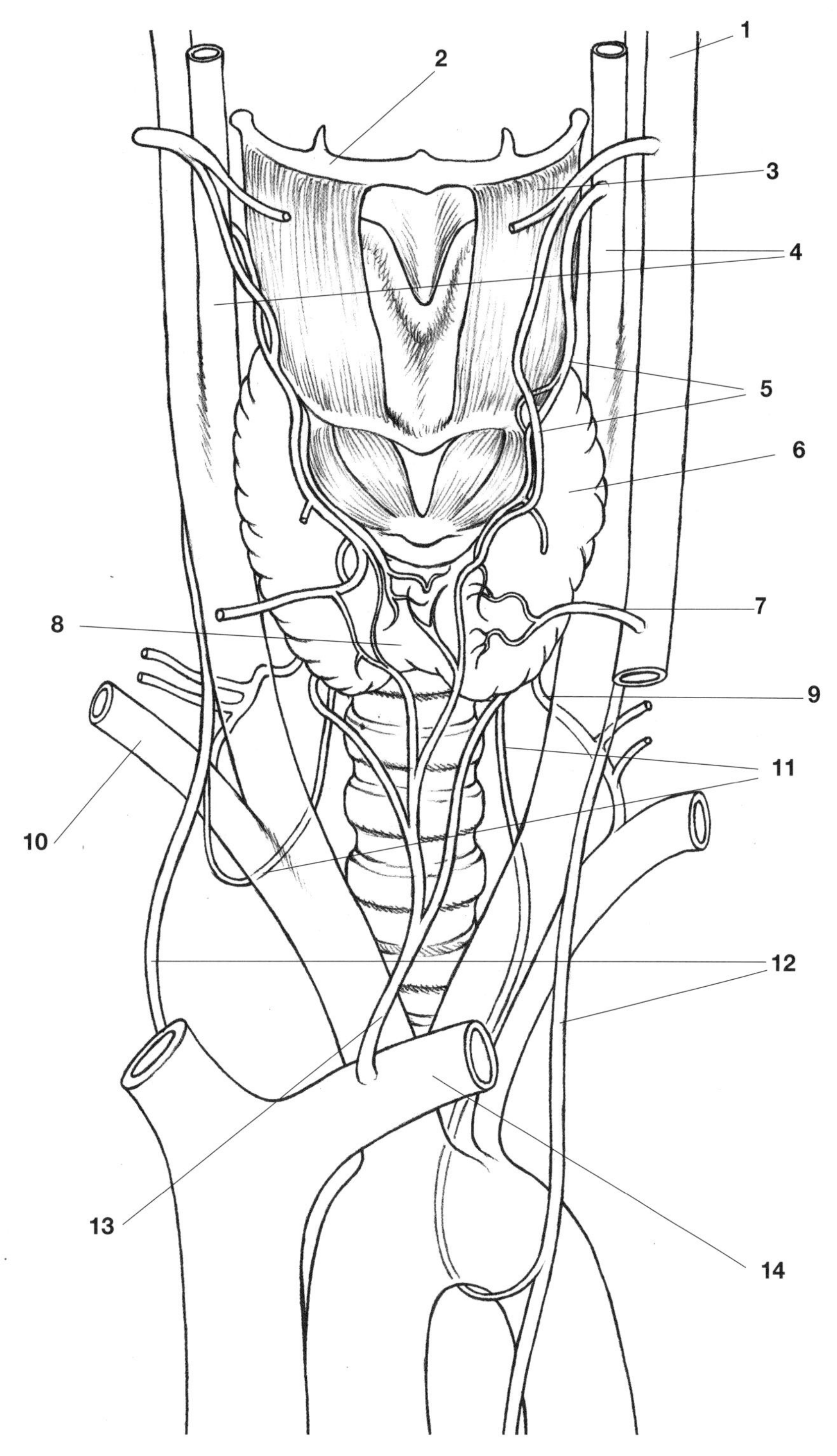

关键词：1. 颈内静脉；**2.** 舌骨；**3.** 甲状舌骨膜；**4.** 颈外动脉；**5.** 甲状腺上动脉和静脉；**6.** 甲状腺；**7.** 甲状腺中静脉；**8.** 峡部；**9.** 甲状腺下动脉；**10.** 锁骨下动脉；**11.** 左、右喉返神经；**12.** 左、右迷走神经；**13.** 甲状腺下静脉；**14.** 左头臂静脉。

肾上腺

肾上腺位于肾纤维囊外，不完全对称。右肾上腺呈三角形，在右肾上极的上方；左肾上腺是新月体，在左肾内侧缘的上方（肾门以上），肾上腺的后面与膈肌相邻，右肾上腺与肝的裸区及下腔静脉相邻。

每个腺体由皮质和髓质两部分组成，有三支动脉供血（膈下动脉的分支、腹主动脉的分支和肾动脉的分支）。右肾上腺静脉汇入下腔静脉，而左肾上腺静脉汇入左肾静脉。肾上腺皮质产生皮质醇、醛固酮和雄激素，而髓质分泌肾上腺素和去甲肾上腺素。

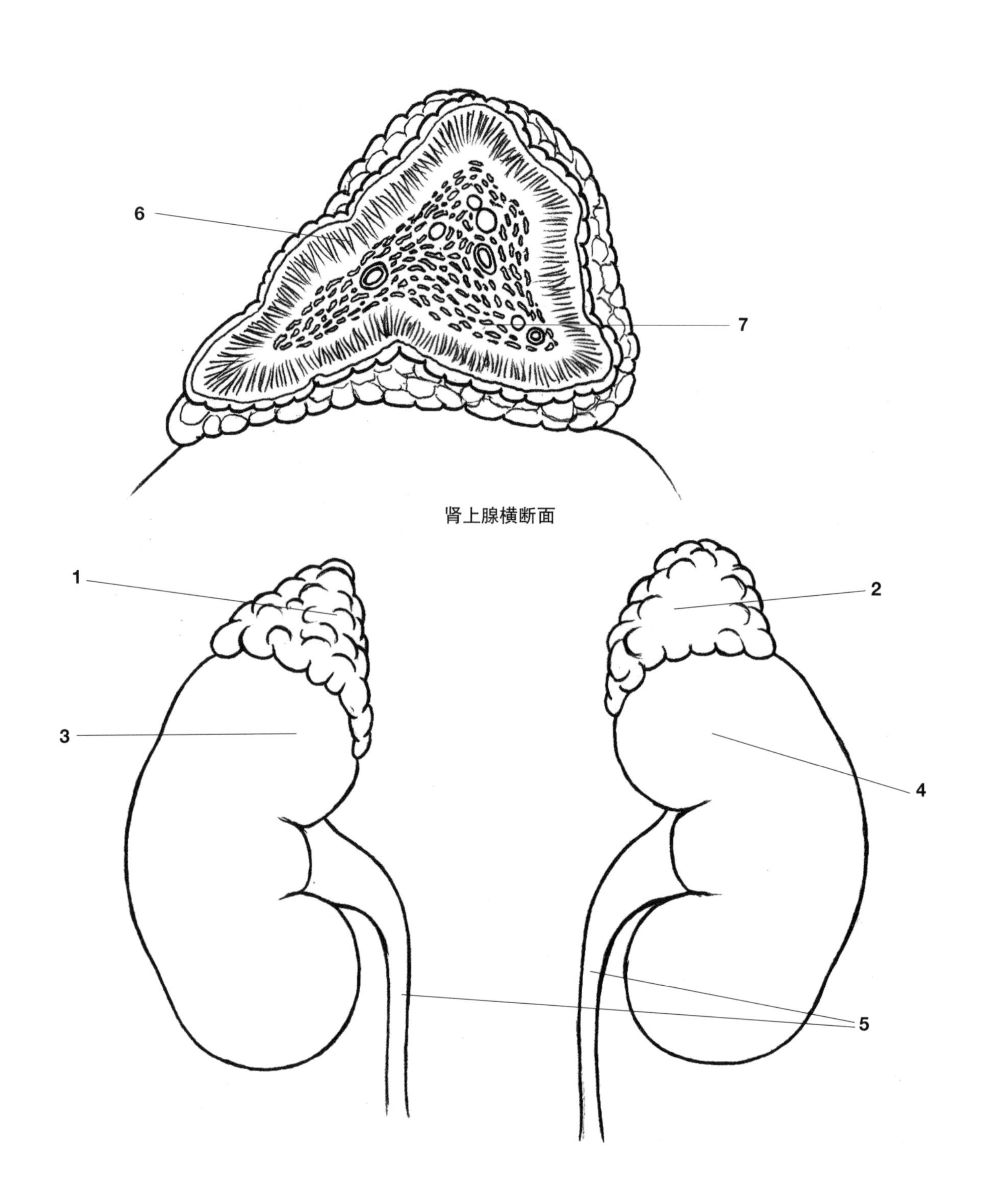

关键词：1. 右肾上腺；**2.** 左肾上腺；**3.** 右肾；**4.** 左肾；**5.** 输尿管；**6.** 肾上腺皮质；**7.** 肾上腺髓质。

心血管系统

心血管系统的组织：血管结构

血管有三层，内膜由内皮、基膜和内弹性膜组成，中膜由环形平滑肌和弹性纤维组成，外膜是结缔组织。

血管每层的厚度和组分随血管类型和直径而变化。大弹性动脉（如主动脉和肺动脉干）壁薄，具有较大的直径。中膜有较多的弹性纤维和较少的平滑肌。

分布至肌肉的动脉（股动脉、肱动脉）壁厚，直径较小。中膜有丰富的平滑肌和较少的弹性纤维。小动脉的内膜由平滑肌细胞和少量弹性纤维组成。小静脉由被平滑肌包绕的内皮细胞组成。大静脉比同样直径的动脉含有更少的平滑肌和弹性纤维。

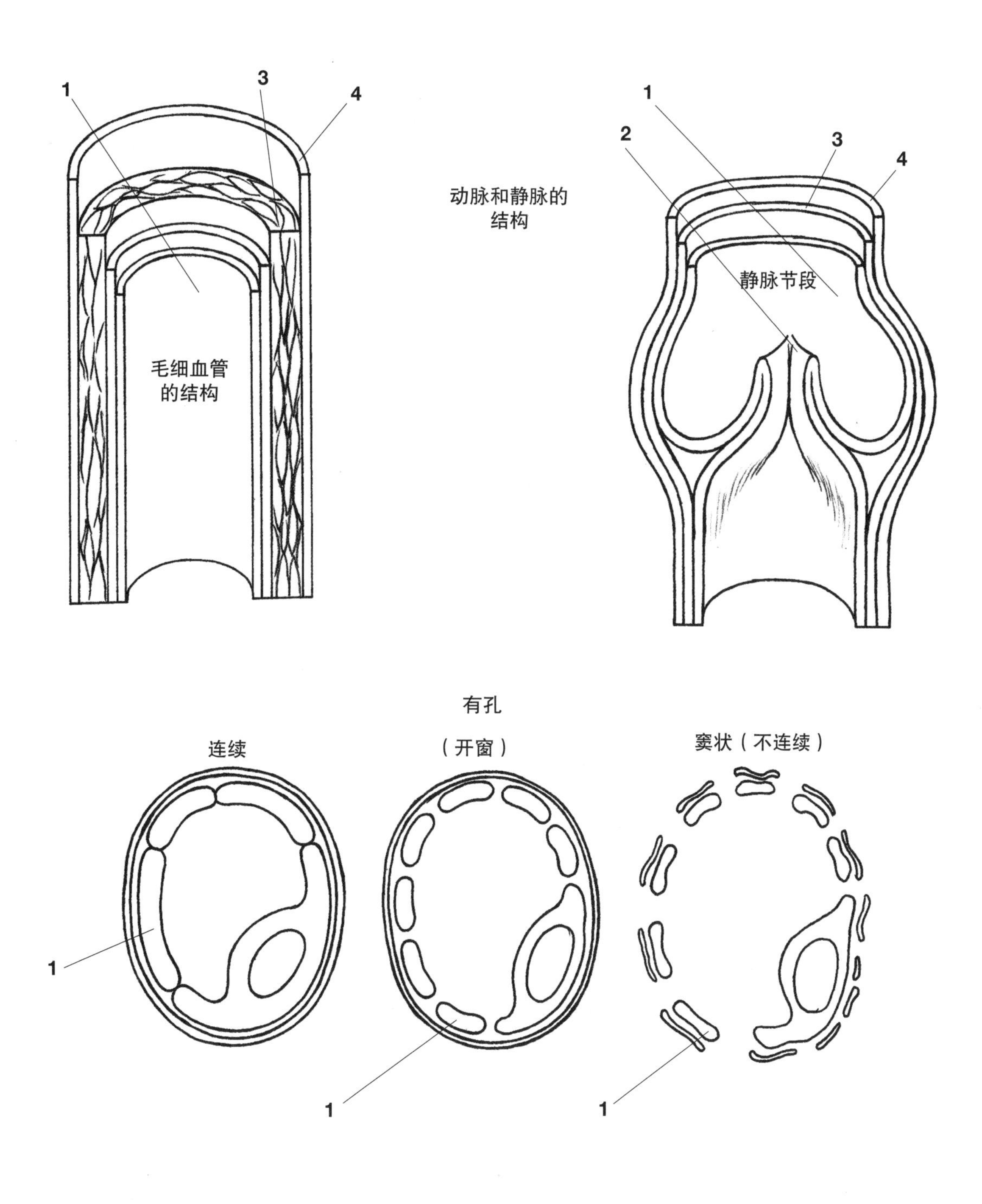

关键词：**1.** 内皮；**2.** 瓣膜；**3.** 中膜；**4.** 外膜。

上肢动脉血供

上肢的动脉主干是颈根部的锁骨下动脉，穿经腋窝为腋动脉，沿着手臂继续走行的为肱动脉，此处发出深支称为肱深动脉。在前臂，肱动脉在桡骨头的水平处分叉成为桡动脉和尺动脉。桡动脉和尺动脉吻合形成手掌动脉弓，桡动脉主要参与掌深弓；尺动脉主要参与掌浅弓。

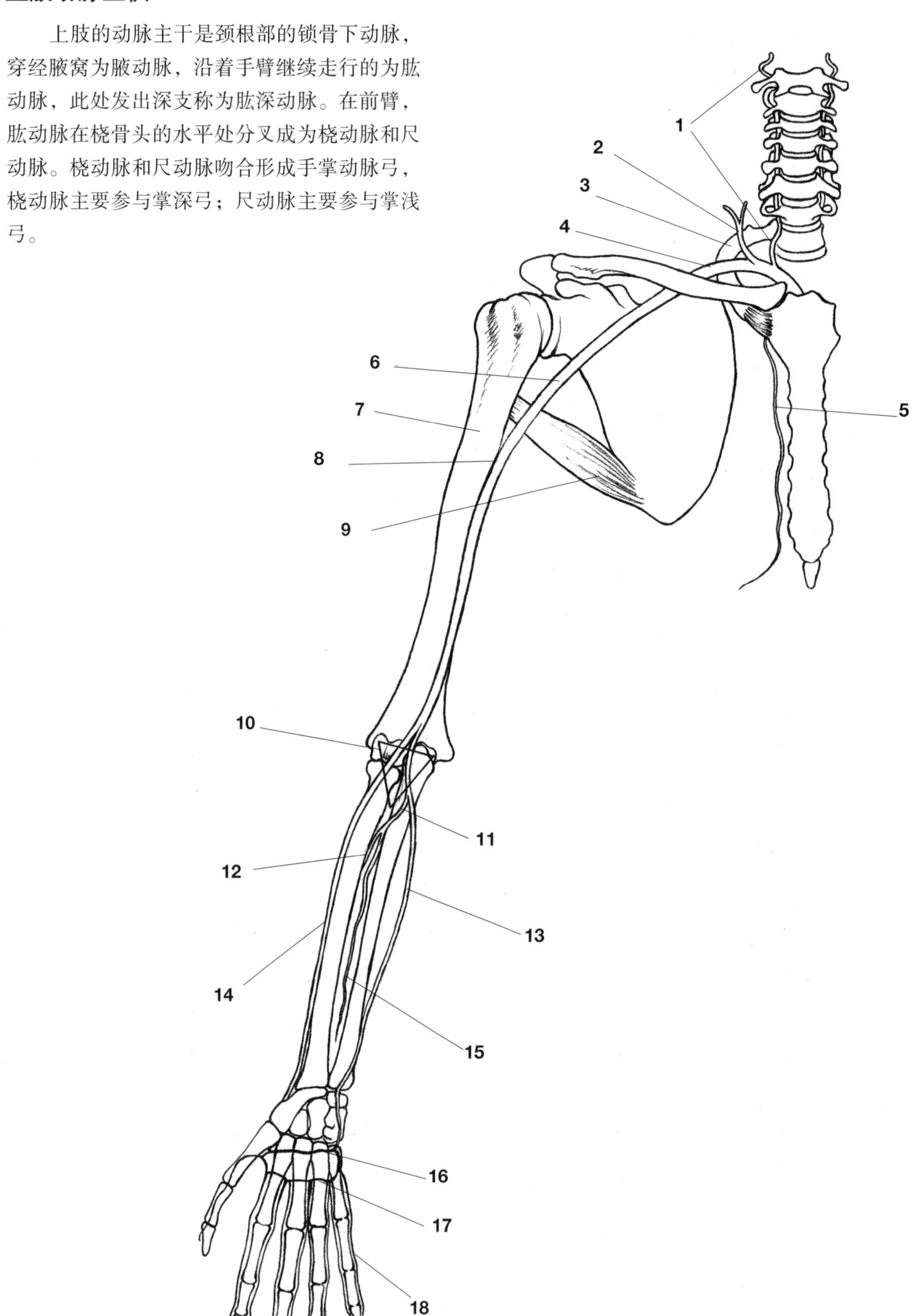

关键词：1. 椎动脉；**2.** 甲状颈干；**3.** 第一肋；**4.** 锁骨下动脉；**5.** 胸廓内动脉；**6.** 腋动脉；**7.** 肱骨；**8.** 肱动脉；**9.** 大圆肌；**10.** 肘窝；**11.** 骨间总动脉；**12.** 骨间后动脉；**13.** 尺动脉；**14.** 桡动脉；**15.** 骨间前动脉；**16.** 掌深弓；**17.** 掌浅弓；**18.** 指动脉。

上肢静脉回流

深静脉伴行同名动脉。头静脉和贵要静脉收集上肢的皮肤和浅层结构的静脉血。头静脉起于手背静脉网的外侧，而贵要静脉起于内侧，它们最后汇入腋静脉。

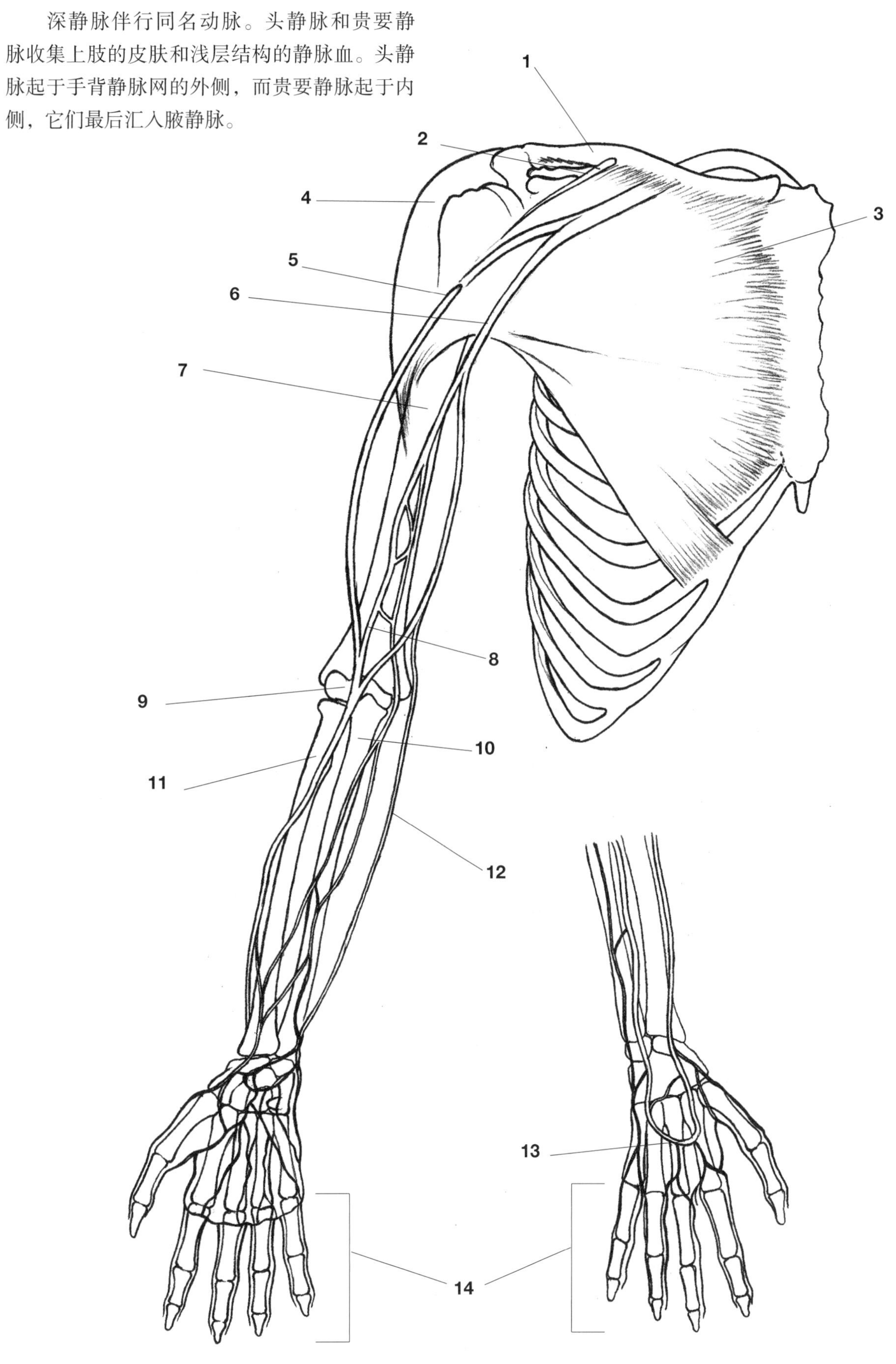

关键词： **1.** 锁骨；**2.** 胸大肌三角肌间沟；**3.** 胸大肌；**4.** 三角肌；**5.** 头静脉；**6.** 腋静脉；**7.** 肱骨；**8.** 肘正中静脉；**9.** 肘窝；**10.** 尺骨；**11.** 桡骨；**12.** 贵要静脉；**13.** 手背静脉网；**14.** 指静脉。

下肢动脉血供

髂外动脉延伸到腹股沟韧带，在此处，改名为股动脉。股动脉通过大腿的近侧2/3在收肌腱裂孔处延续为腘动脉。腘动脉的终末支为胫前动脉和胫后动脉。

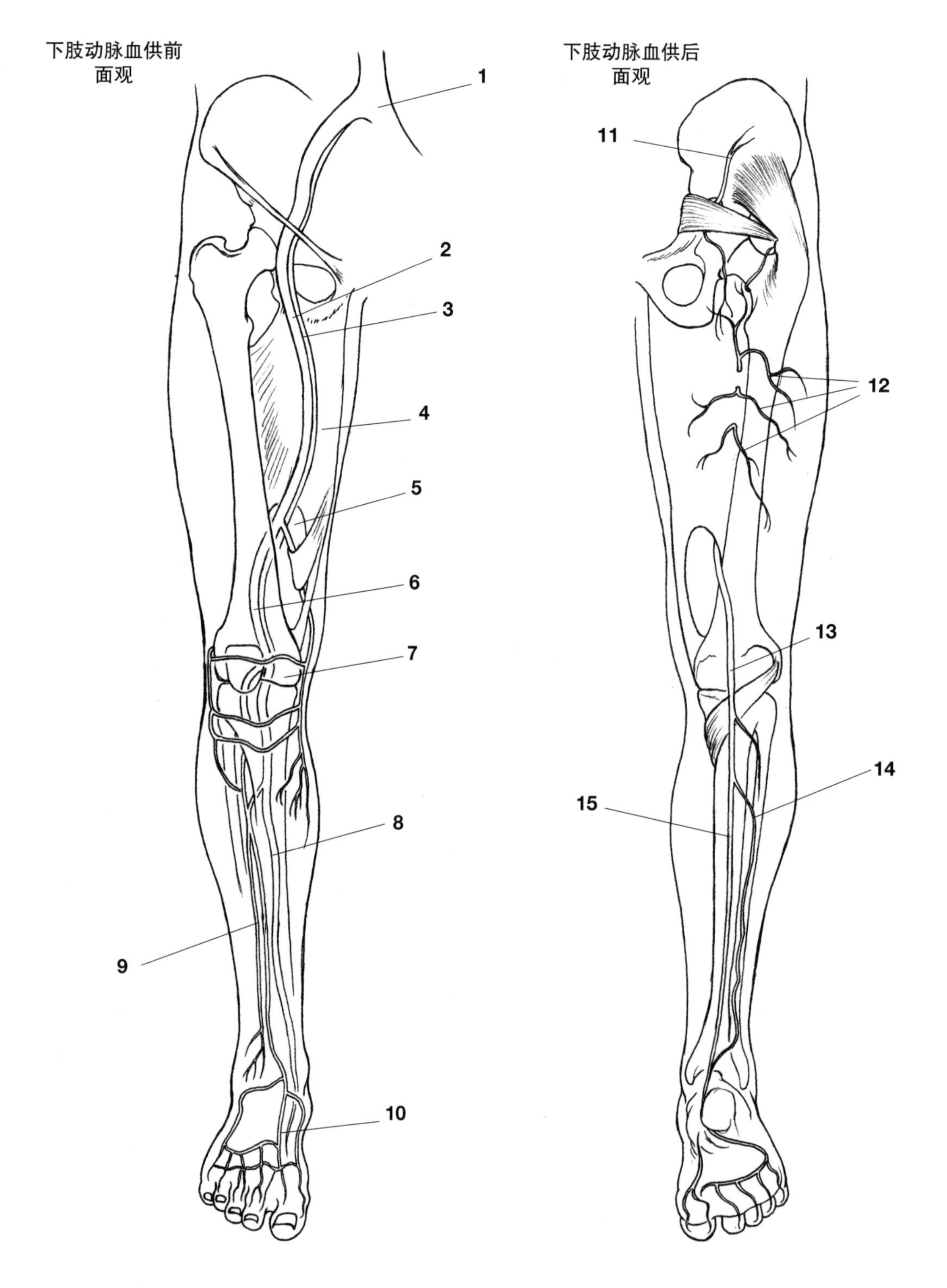

关键词：1. 髂总动脉；**2.** 股动脉；**3.** 股静脉；**4.** 内收肌；**5.** 收肌腱裂孔；**6.** 腘动脉；**7.** 膝关节的动脉；**8.** 胫后动脉；**9.** 胫前动脉；**10.** 足背动脉；**11.** 臀上动脉；**12.** 股深动脉（股动脉的分支）；**13.** 腘动脉；**14.** 腓动脉；**15.** 胫后动脉。

下肢静脉回流

下肢的深静脉与伴行的动脉同名。

下肢的浅静脉止于两条主干，其中小隐静脉从足背静脉网外侧注入腘静脉，大隐静脉从足背静脉网的内侧延伸到股静脉。这些浅静脉易病变为静脉曲张。

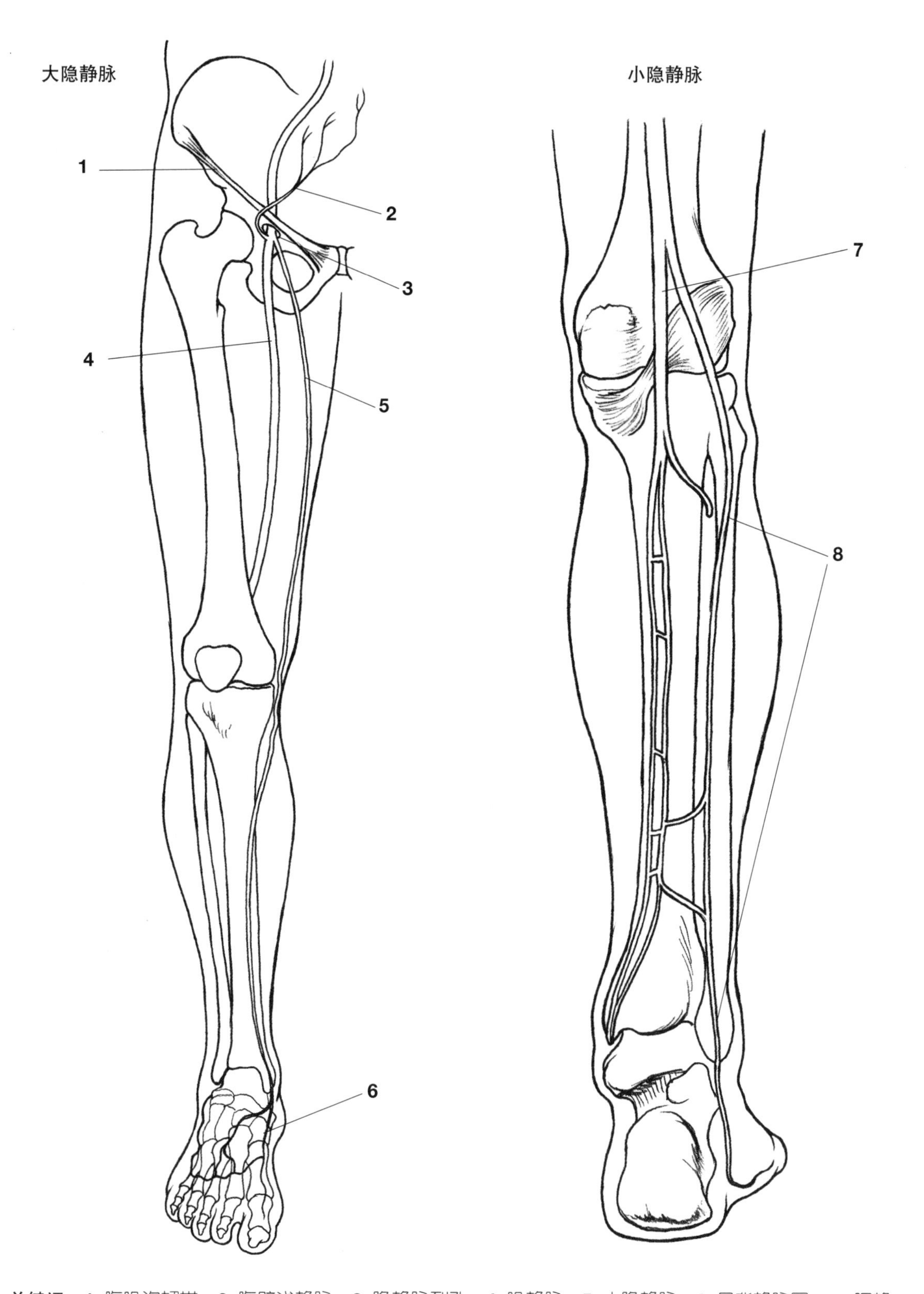

关键词： **1.** 腹股沟韧带；**2.** 腹壁浅静脉；**3.** 隐静脉裂孔；**4.** 股静脉；**5.** 大隐静脉；**6.** 足背静脉网；**7.** 腘静脉；**8.** 小隐静脉。

头颈部：动脉和静脉

分布到头部和颈部的动脉血供主要源自颈总动脉。颈总动脉分为颈内动脉和颈外动脉。颈内动脉在颈部没有分支，它分布到脑；所有到颈部和面部的血管均源自颈外动脉。头颈部的静脉缺乏瓣膜，因此可造成颅内外的静脉吻合。头颈部动、静脉伴行。

颈外动脉和头颈部的血管

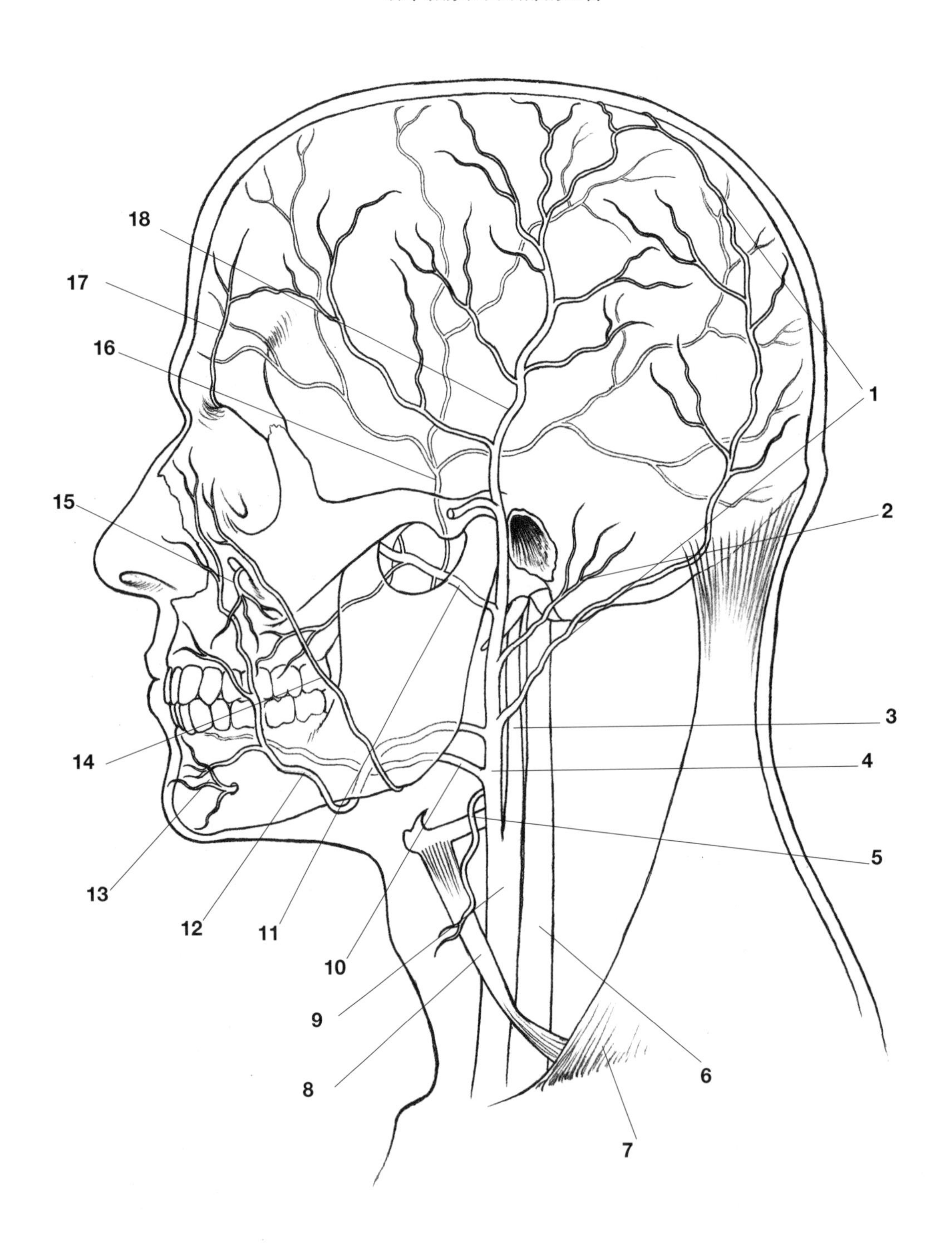

关键词： **1.** 枕动脉；**2.** 耳后动脉；**3.** 颈内动脉；**4.** 颈外动脉；**5.** 甲状腺上动脉；**6.** 颈内静脉；**7.** 斜方肌；**8.** 肩胛舌骨肌；**9.** 颈总动脉；**10.** 舌动脉；**11.** 上颌动脉；**12.** 面动脉；**13.** 颏动脉；**14.** 面总静脉；**15.** 眶下动脉；**16.** 脑膜中动脉；**17.** 眶上血管；**18.** 颞浅动脉。

脑的动脉

椎动脉和颈内动脉在脑底吻合形成大脑动脉环。

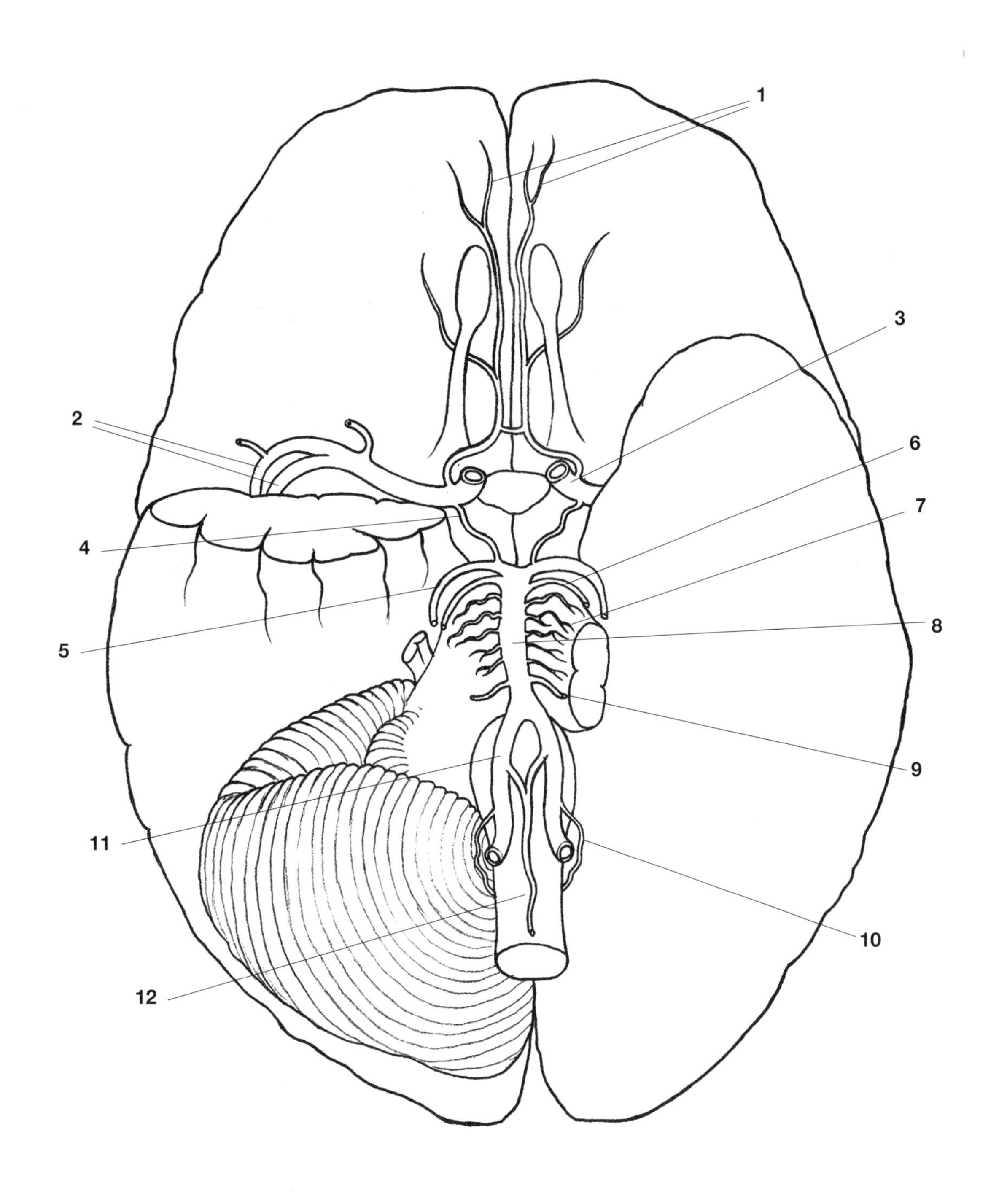

关键词： **1.** 大脑前动脉；**2.** 大脑中动脉；**3.** 颈内动脉；**4.** 后交通动脉；**5.** 大脑后动脉；**6.** 小脑上动脉；**7.** 脑桥分支；**8.** 基底动脉；**9.** 小脑下前动脉；**10.** 小脑下后动脉；**11.** 椎动脉；**12.** 脊髓前动脉。

头颈部：硬膜静脉窦

颅骨的静脉窦位于衬有内皮细胞的两层硬膜之间。它们收集大脑的静脉，并流向颈内静脉。

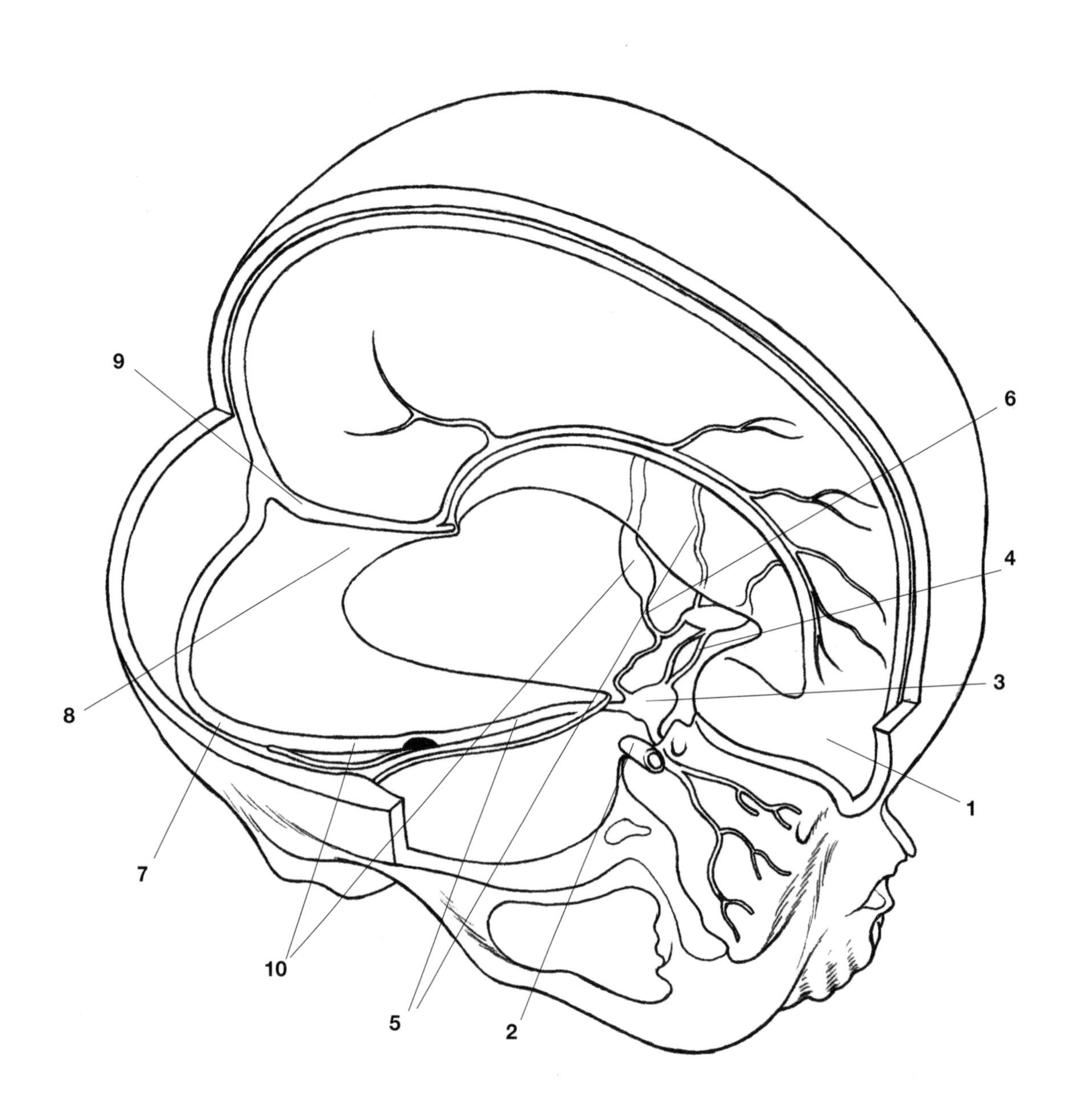

关键词：1. 额骨的眶板；**2.** 视神经；**3.** 海绵窦；**4.** 海绵间窦；**5.** 岩上窦；**6.** 岩下窦；**7.** 横窦；**8.** 小脑幕；**9.** 直窦；**10.** 乙状窦。

胸部

主动脉是动脉系统的主干。它从左心室的基部开始，向上为升主动脉，运行到第二肋软骨水平；向下弯曲至此水平成降主动脉，进入胸部和腹部，在腹部第四腰椎的前方分为左、右髂总动脉。主动脉弓发出三个分支：头臂干、左颈总动脉和左锁骨下动脉。在胸部，降主动脉发出肋间后动脉、肋下动脉、食管动脉和支气管动脉。

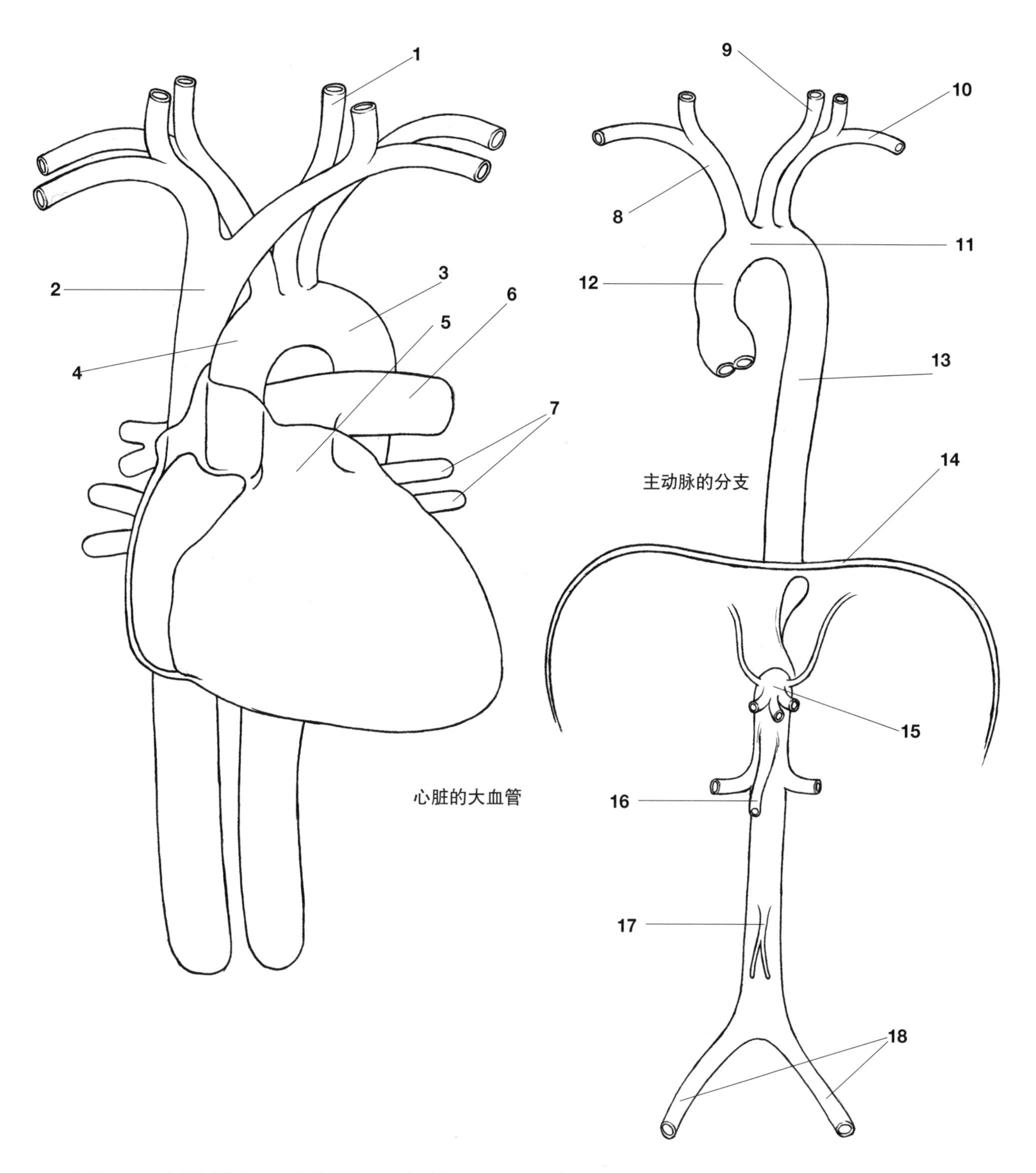

心脏的大血管

主动脉的分支

关键词：1. 左颈总动脉；**2.** 上腔静脉；**3.** 主动脉弓；**4.** 升主动脉；**5.** 肺动脉干；**6.** 左肺动脉；**7.** 肺静脉；**8.** 头臂干；**9.** 左颈总动脉；**10.** 左锁骨下动脉；**11.** 主动脉弓；**12.** 升主动脉；**13.** 降主动脉；**14.** 膈肌；**15.** 腹腔干；**16.** 肠系膜上动脉；**17.** 肠系膜下动脉；**18.** 髂总动脉。

心脏表面解剖

心脏外形不规则，呈现为轻微扁平的锥体。它有一个底部，一个尖和三个表面（胸肋面、膈面和肺面）。胸肋（前）面受心脏的四条边界限制，主要由右心室组成。

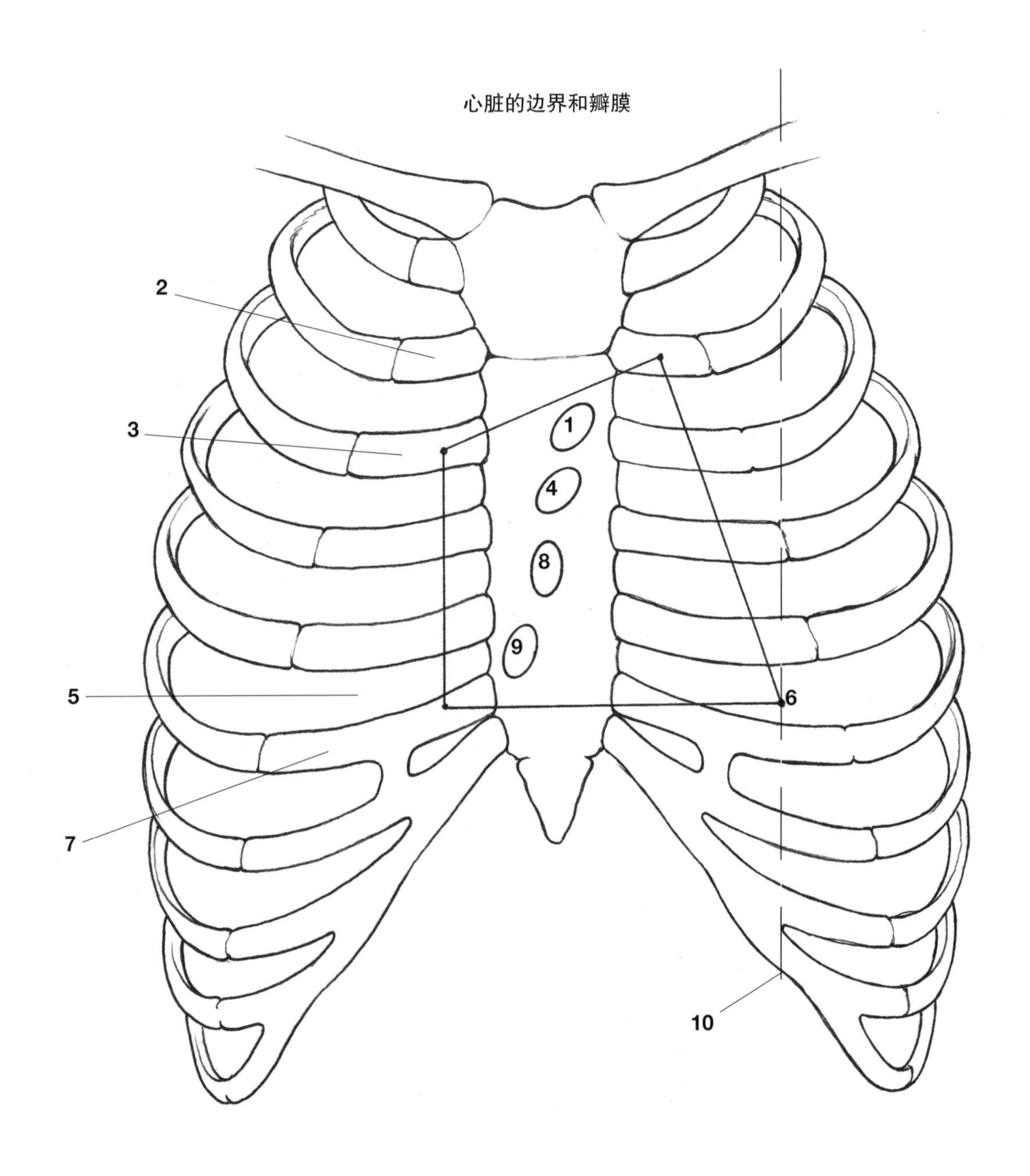

关键词： **1.** 肺动脉瓣；**2.** 第二肋软骨；**3.** 第三肋软骨；**4.** 主动脉瓣；**5.** 第五肋间隙；**6.** 心尖；**7.** 第六肋软骨；**8.** 二尖瓣；**9.** 三尖瓣；**10.** 锁骨中线。

大血管的表面解剖

胸锁关节和胸骨角有利于定位大血管的位置。胸锁关节的后方，头臂干分为右颈总动脉和右锁骨下动脉，右头臂静脉在此形成。胸骨角的后方是主动脉弓的起点和止点，肺动脉干在此分支为左、右肺动脉。

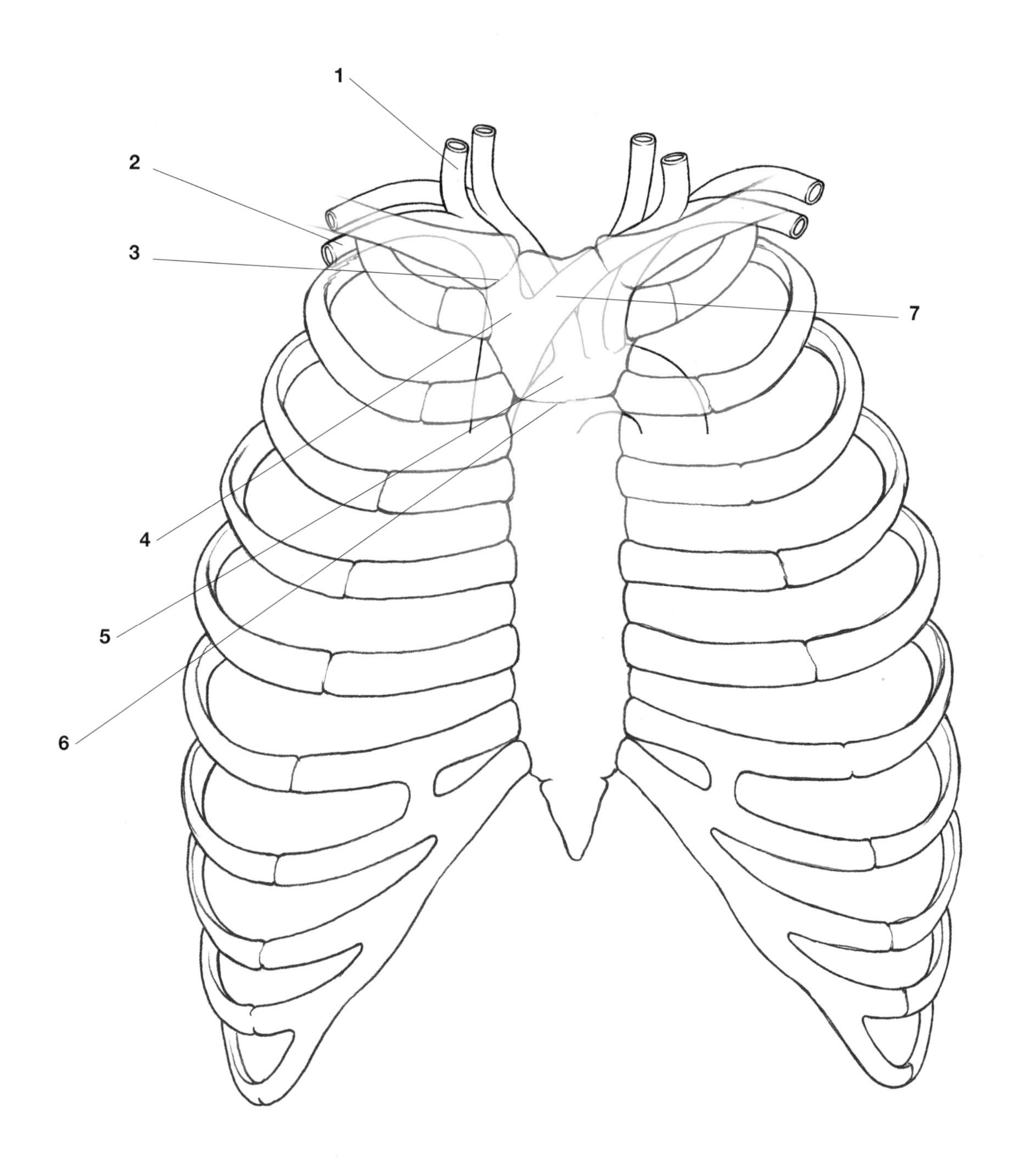

关键词：1.右颈内静脉；**2.** 锁骨下静脉；**3.** 胸锁关节；**4.** 上腔静脉；**5.** 主动脉弓；**6.** 胸骨角（胸骨柄与胸骨体的连接）；**7.** 头臂静脉。

心脏的前（胸肋）面

心脏的胸肋（前）面向上、向前和向左。它的上界由心耳形成，右边界由右心房组成，左边界由左心室组成。

心底

心底向后，由心房（主要是左心房）形成。心底呈不规则的四边形，右心房接收上、下腔静脉，左心房接受左、右肺静脉。

膈面位于膈肌的中心腱上，由心室形成。

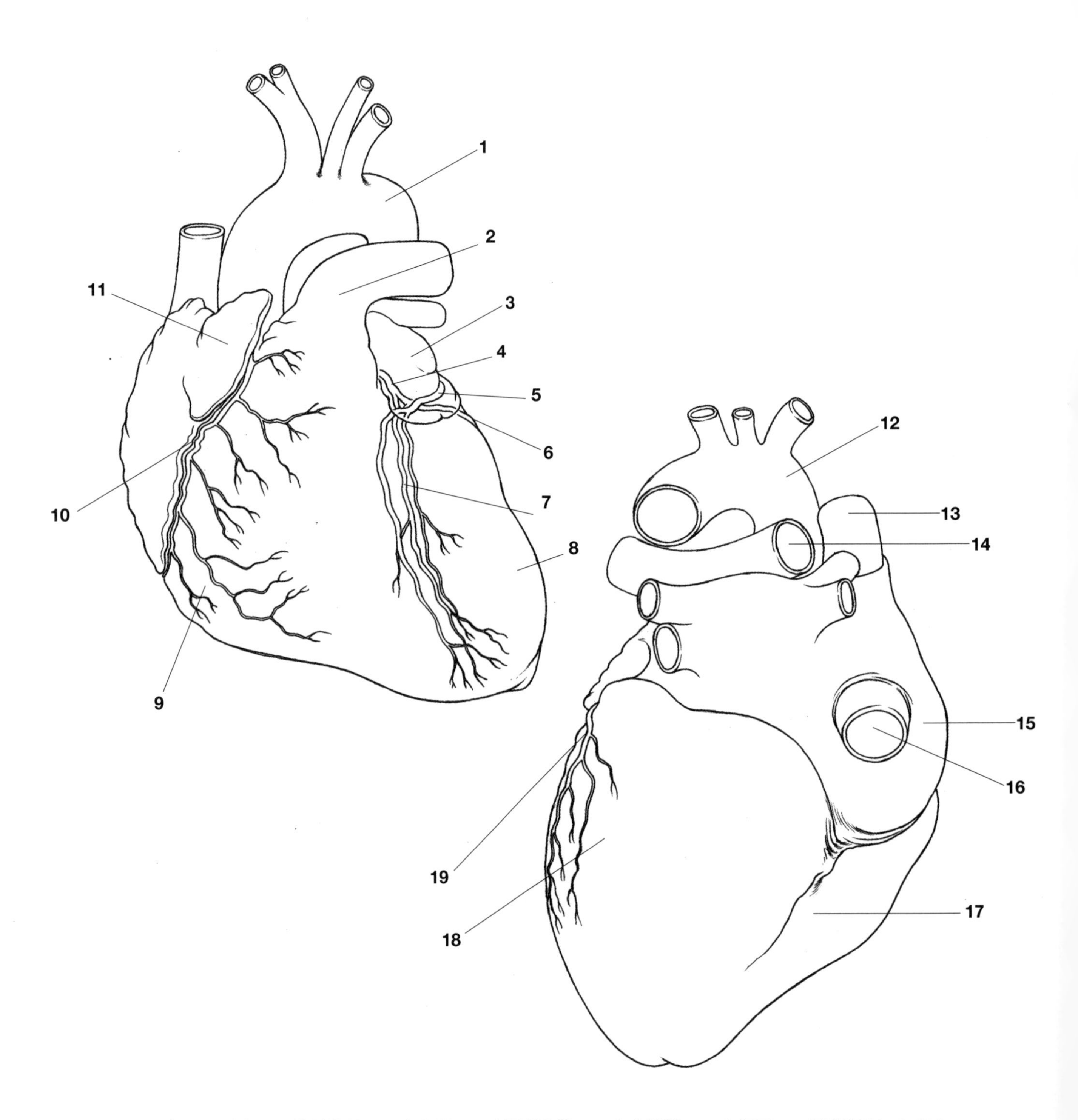

关键词： **1.** 主动脉；**2.** 肺动脉干；**3.** 左心耳；**4.** 左冠状动脉；**5.** 心大静脉；**6.** 左缘支；**7.** 前室间支；**8.** 左心室；**9.** 右心室；**10.** 右冠状动脉；**11.** 右心耳；**12.** 主动脉；**13.** 上腔静脉；**14.** 肺动脉；**15.** 右心房；**16.** 下腔静脉；**17.** 右心室；**18.** 左心室；**19.** 左冠状动脉。

心瓣膜

纤维胶原环形成“心脏的骨骼”，如下图所示。这个支架含有四个瓣膜。它们在外形上分隔了心房和心室，并作用于附接的心肌。瓣膜在腱索的支持下可以防止心室血液回流至心房。

腱索如第58页图中所示。

心瓣膜和冠状血管的起源

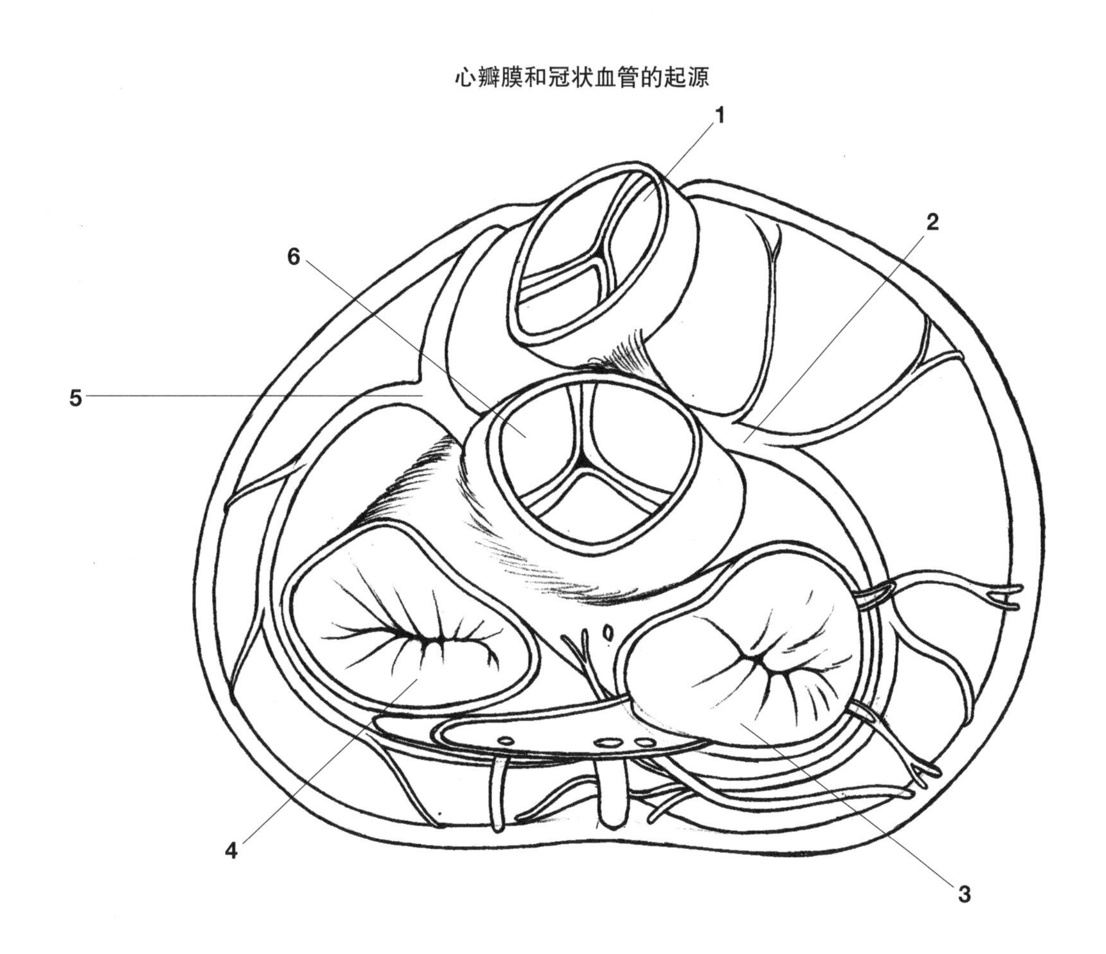

关键词：**1.** 肺动脉瓣；**2.** 右冠状动脉；**3.** 三尖瓣；**4.** 二尖瓣；**5.** 左冠状动脉；**6.** 主动脉瓣。

心脏的内部结构

心房壁由心内膜衬里。在前壁和心耳中，梳状肌形成一系列小的垂直的柱状突起。左、右心房彼此之间由房间隔分隔。二尖瓣分隔左心房和左心室，三尖瓣分隔右心房和右心室。左、右心室之间通过室间隔彼此分开。心室的内壁由心内膜衬里并且附有一系列肉柱突起，称为乳头肌，这些肌肉连接腱索。

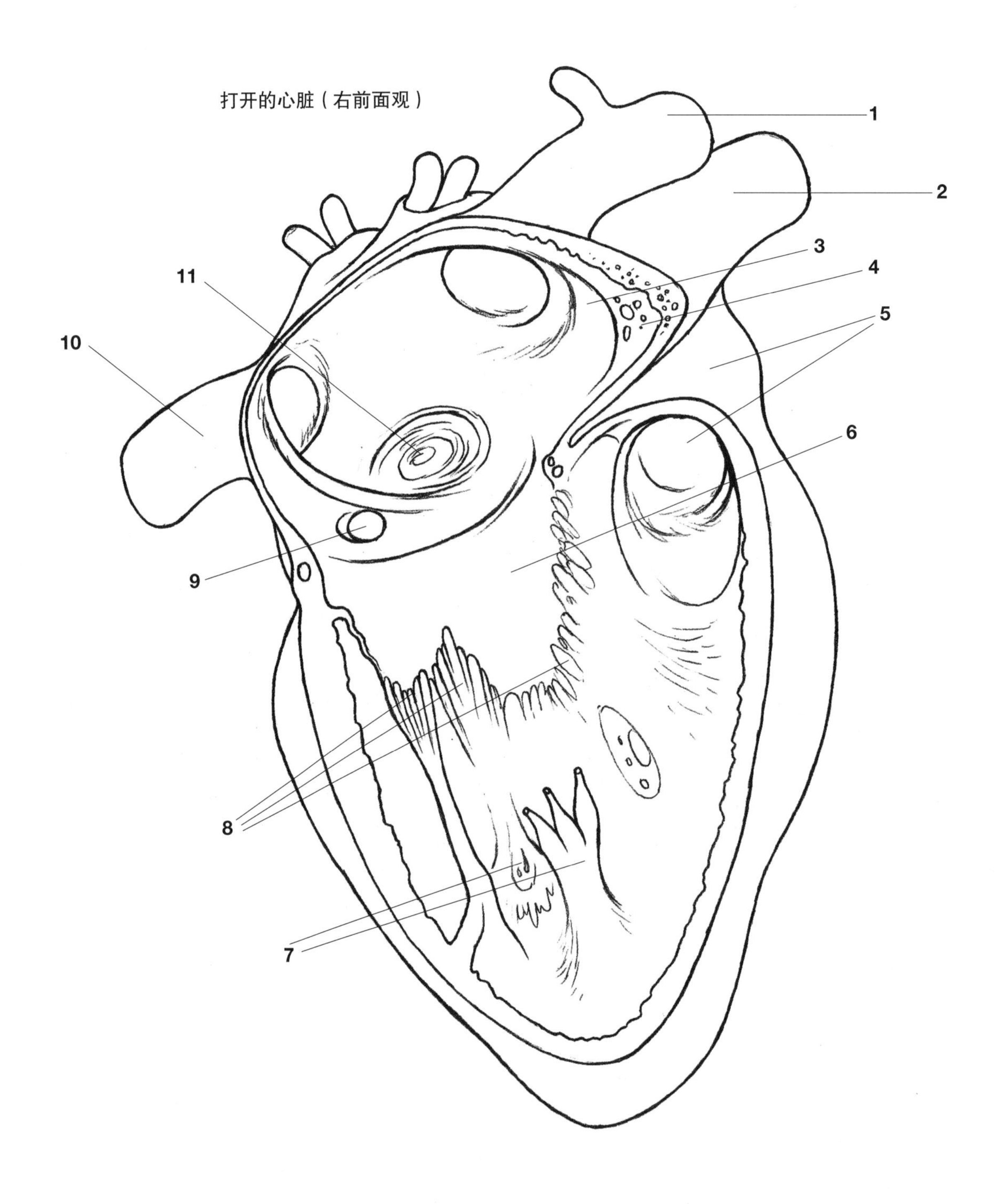

关键词： **1.** 上腔静脉；**2.** 升主动脉；**3.** 右心耳；**4.** 梳状肌；**5.** 肺动脉干；**6.** 三尖瓣；**7.** 乳头肌；**8.** 腱索；**9.** 冠状窦瓣；**10.** 下腔静脉；**11.** 卵圆窝。

腹部和盆部

腹主动脉有三个不成对的分支和三个成对的分支。不成对的分支如下：腹腔干，供应源自胚胎前肠的结构；肠系膜上动脉，供应源自胚胎中肠的结构；肠系膜下动脉，供应源自胚胎后肠的结构。成对的分支供应肾上腺、肾（肾动脉）和生殖腺。主动脉终末分为左、右髂总动脉，每支再分为髂内动脉和髂外动脉。髂内动脉提供盆部内脏的血液，髂外动脉提供下肢的血液。

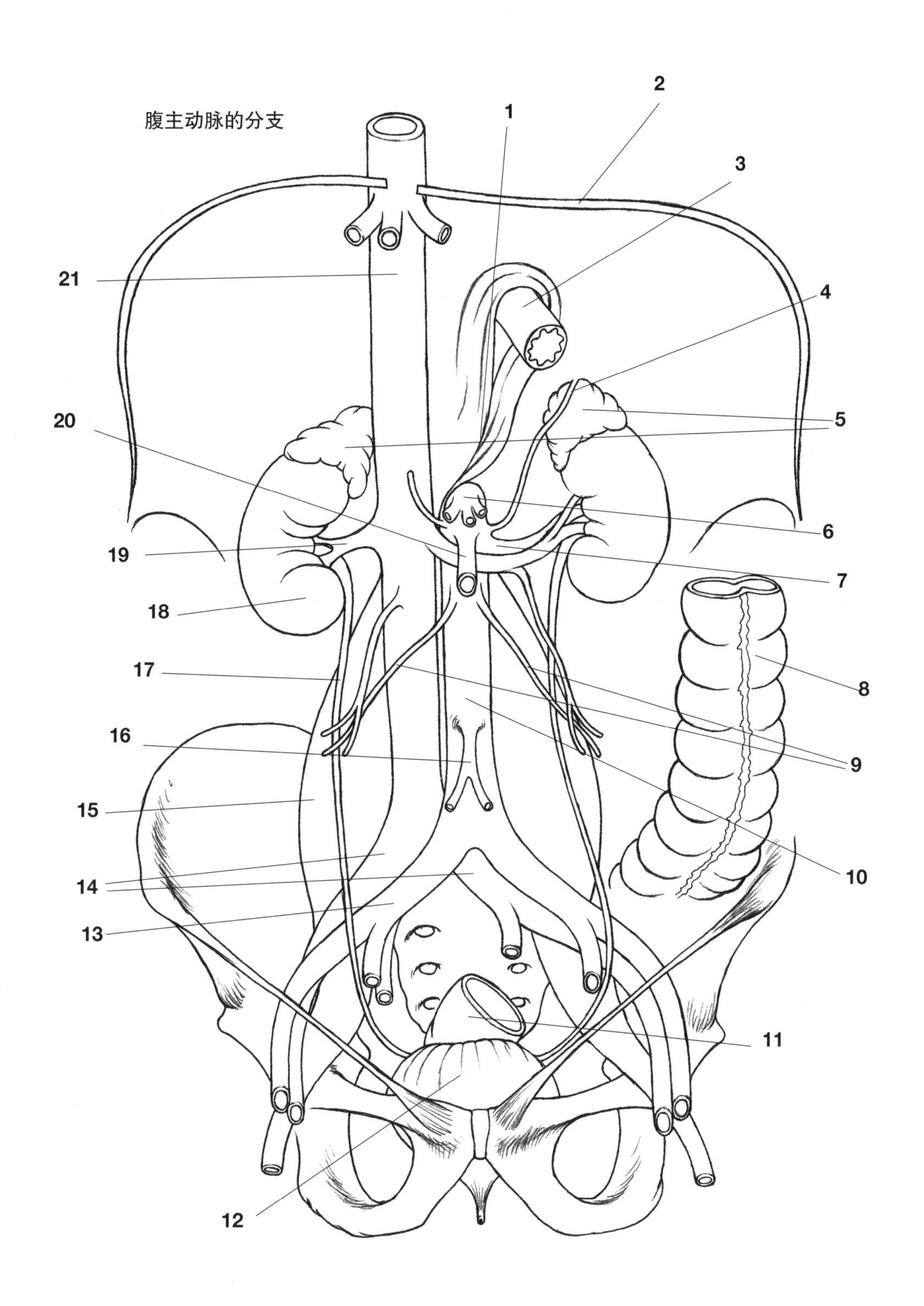

关键词：1. 右膈脚；**2.** 膈肌；**3.** 食管；**4.** 肾上腺动脉；**5.** 肾上腺；**6.** 腹腔干；**7.** 肾动脉；**8.** 降结肠；**9.** 睾丸动脉；**10.** 腹主动脉；**11.** 直肠；**12.** 膀胱；**13.** 髂总动脉；**14.** 髂总静脉；**15.** 腰大肌；**16.** 肠系膜下动脉；**17.** 输尿管；**18.** 右肾；**19.** 肾静脉；**20.** 肠系膜上动脉；**21.** 下腔静脉。

淋巴系统

淋巴系统由淋巴、淋巴管、淋巴细胞、淋巴结和淋巴器官组成。 此系统通过去除过量组织液与循环（心血管）系统互动；通过免疫细胞的增殖、发育和储存与免疫系统互动。

淋巴液是进入淋巴管的组织液，淋巴结是过滤淋巴的器官。淋巴结群散在人体各处，连接网状分布的淋巴管。淋巴管与血管不同，只从组织中带走液体。淋巴组织是网状的结缔组织，含有淋巴细胞和其他细胞。

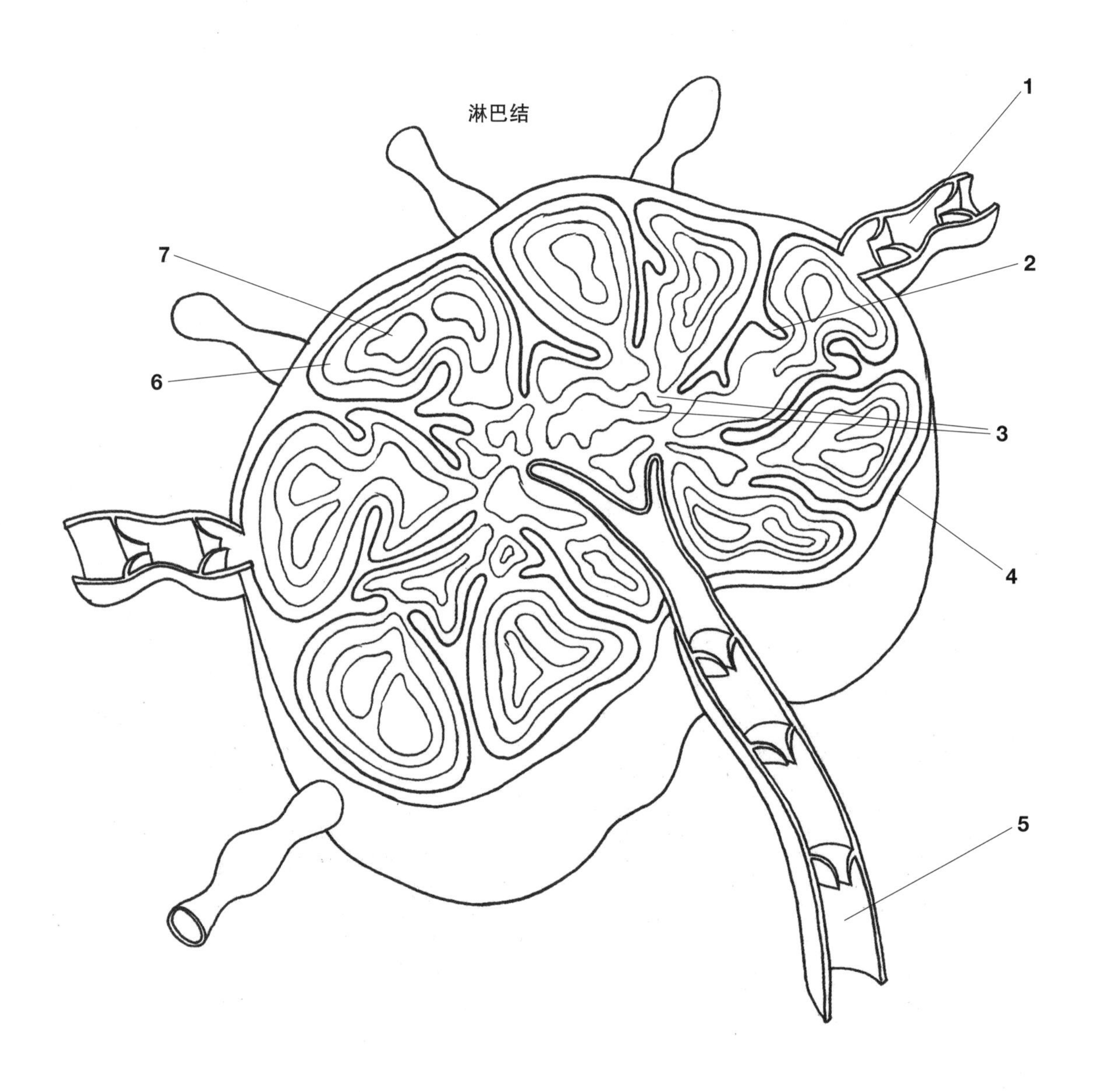

关键词： **1.** 输入淋巴管；**2.** 小梁；**3.** 髓质；**4.** 被膜；**5.** 输出淋巴管；**6.** 淋巴小结；**7.** 皮质。

淋巴系统的概述

最小的淋巴管是毛细淋巴管，以其盲端囊开始于组织间隙。毛细淋巴管存在于全身几乎所有的区域，除了骨髓、中枢神经系统和缺乏血管的表皮。

毛细淋巴管合并形成小淋巴管，小淋巴管汇合形成较大淋巴管，然后汇合成引流较大区域的淋巴干，最后形成两条淋巴导管。右淋巴导管引流身体右上1/4区域的淋巴回流。胸导管（左淋巴导管）引流剩下的3/4的人体的淋巴回流。胸导管起始于乳糜池，接受来自双下肢、骨盆和消化道的淋巴回流。

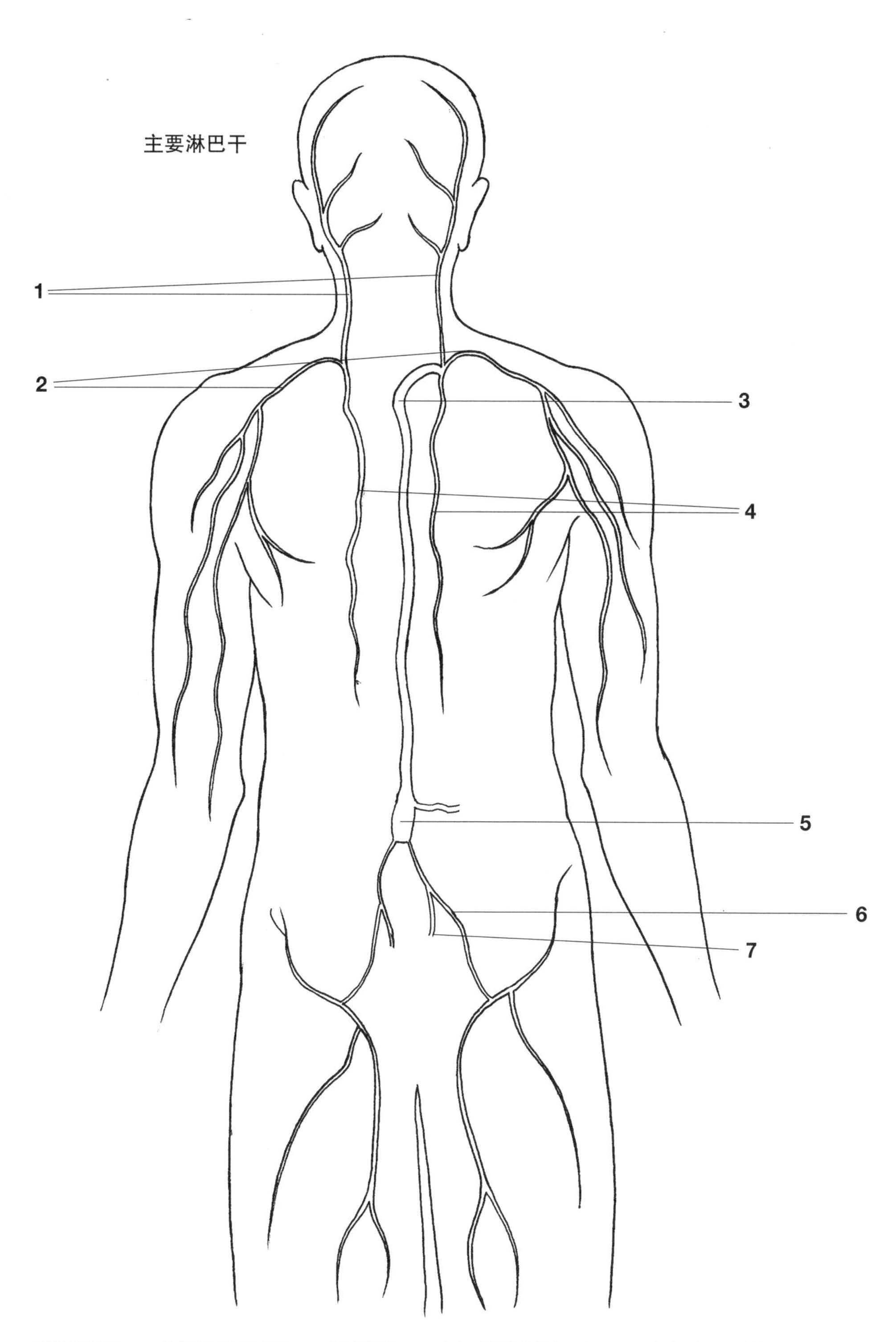

关键词：1. 颈淋巴干；**2.** 锁骨下淋巴干；**3.** 胸导管；**4.** 支气管纵隔淋巴干；**5.** 乳糜池；**6.** 髂外淋巴管；**7.** 髂内淋巴管。

淋巴器官

淋巴器官的特征：淋巴细胞成簇分布，和其他细胞如巨噬细胞，嵌在一个短的分支的结缔组织纤维框架中。淋巴细胞与其他血细胞均起源于红骨髓中，然后随血液从骨髓进入淋巴器官。当身体暴露于微生物和其他外来蛋白质时，淋巴细胞在淋巴器官内增殖，并识别和去除该蛋白质侵入。淋巴器官包括扁桃体、脾和胸腺。尽管阑尾是退化的淋巴器官，但仍包含大量的淋巴组织，因此能够产生免疫应答。

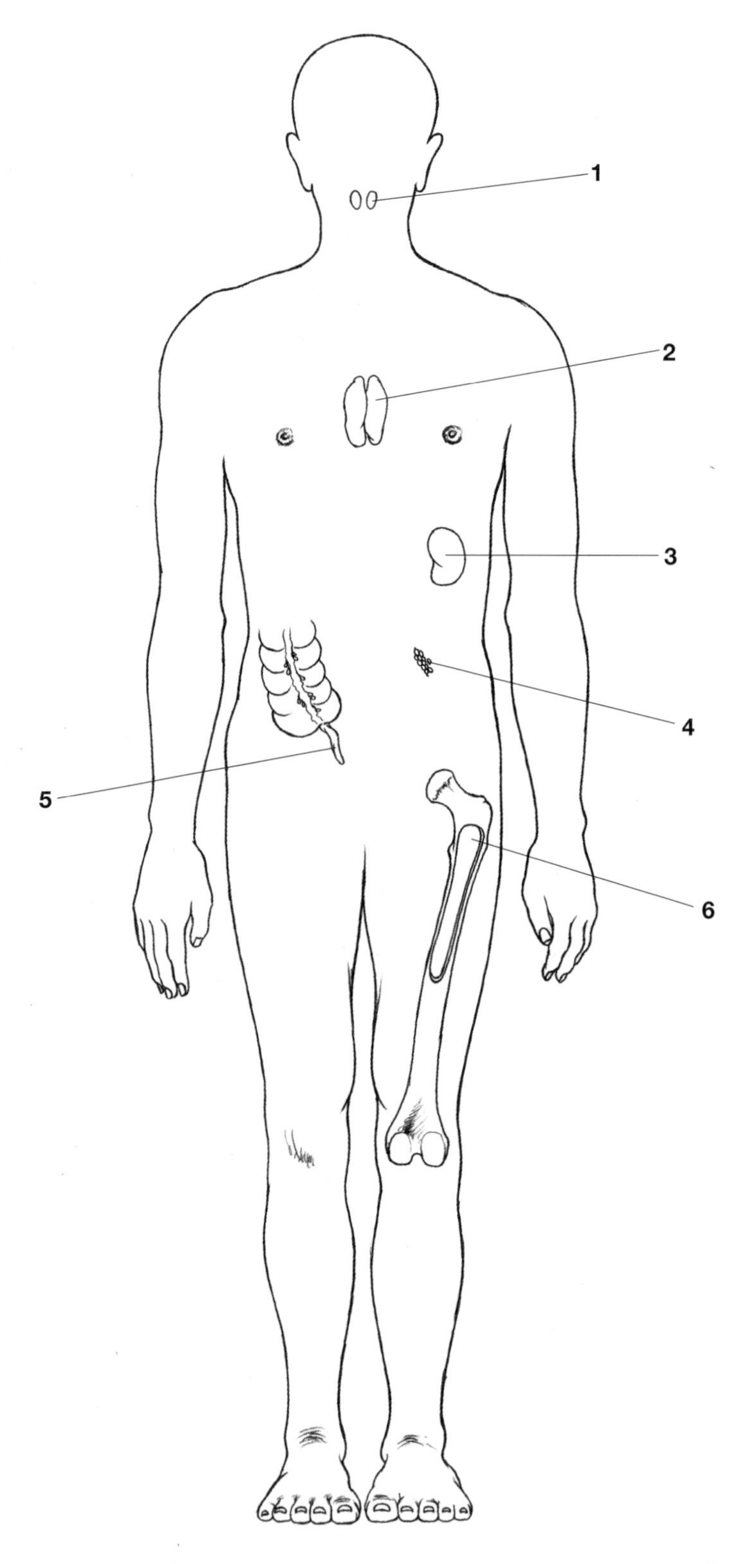

关键词：1. 腭扁桃体；**2.** 胸腺（儿童期）；**3.** 脾；**4.** 集合淋巴小结（在回肠上）；**5.** 阑尾；**6.** 骨髓。

上肢的淋巴

上肢的浅表淋巴，在皮肤、筋膜层沿着上肢浅静脉——头静脉和贵要静脉分布。上肢的深层淋巴沿上肢的动脉分布。

肘淋巴结沿贵要静脉的近侧端靠近肱骨内上髁处行进。它们收集手和前臂尺侧缘的皮肤和皮下组织的淋巴回流，然后注入腋淋巴结。

上肢的淋巴管和淋巴结

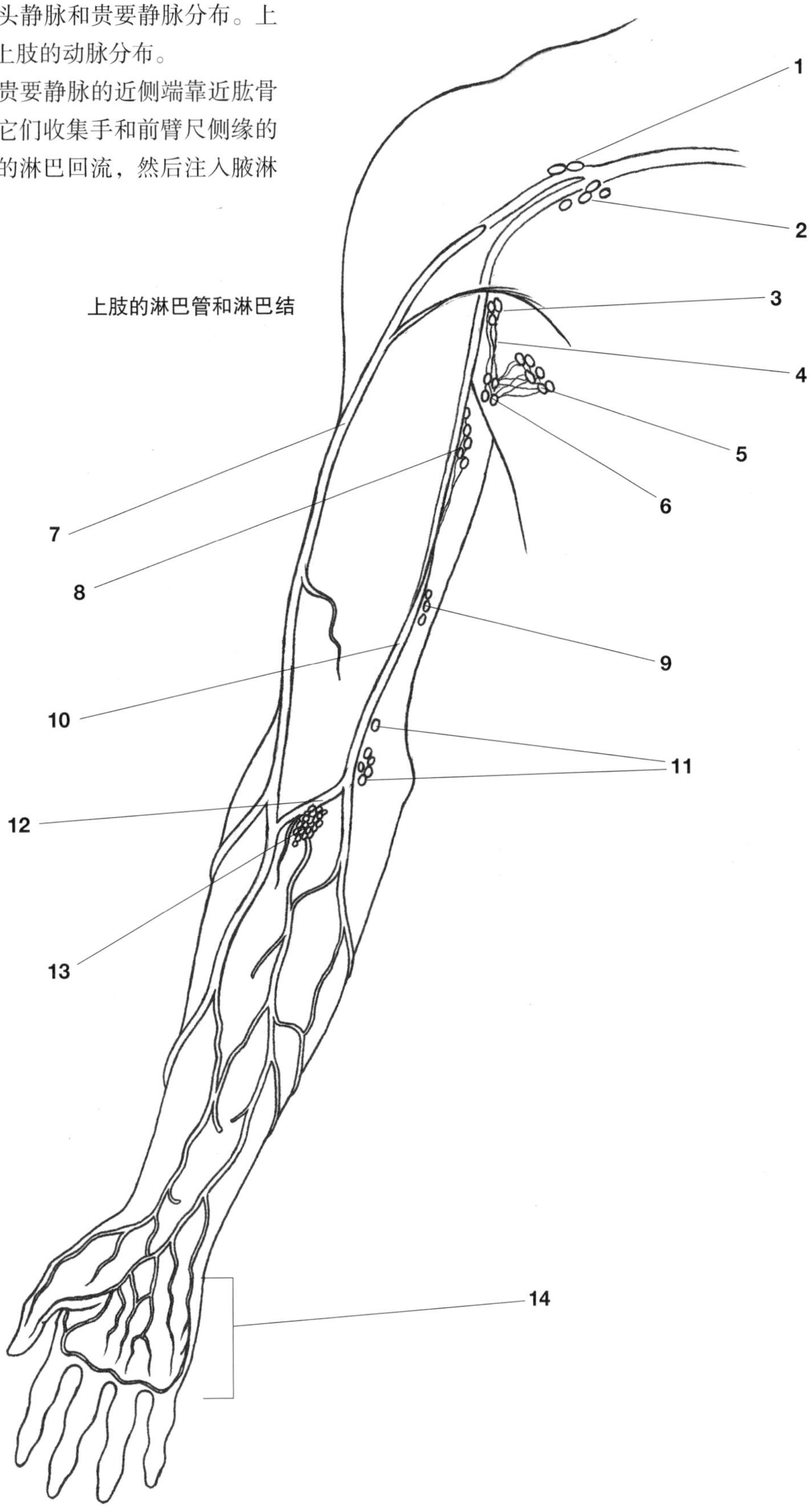

1 2 3 4 5 6 7 8 9 10 11 12 13 14

关键词：1. 锁骨下淋巴结；**2.** 尖淋巴结；**3.** 中央淋巴结；**4.** 腋淋巴丛；**5.** 胸肌淋巴结；**6.** 肩胛下淋巴结；**7.** 头静脉；**8.** 肱骨淋巴结；**9.** 臂淋巴结；**10.** 贵要静脉；**11.** 滑车上淋巴结；**12.** 肘正中静脉；**13.** 肘淋巴结；**14.** 手掌丛。

乳腺淋巴

腋窝淋巴结广泛分布于腋窝底的脂肪中；它们在胸小肌腱的上下成群分布。这些淋巴结收集上肢深层、胸部的皮肤和筋膜淋巴液。重要的是，乳腺疾病时，要考虑经此处传播和转移。

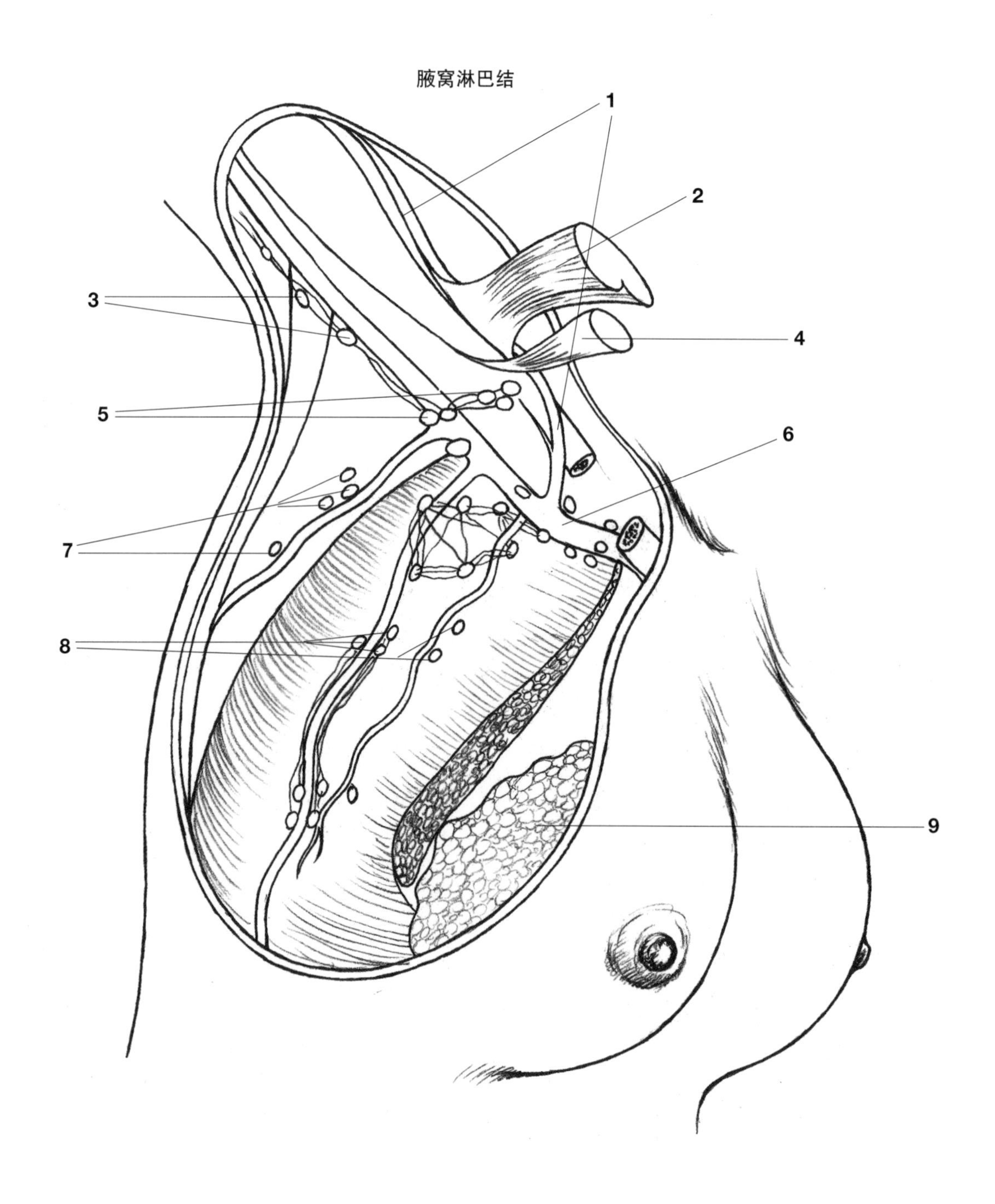

关键词：1. 头静脉；**2.** 胸大肌；**3.** 腋窝外侧淋巴结；**4.** 胸小肌；**5.** 腋窝中央淋巴结；**6.** 锁骨下静脉；**7.** 腋窝后（肩胛下）淋巴结；**8.** 腋窝前（胸肌）淋巴结；**9.** 乳腺组织。

下肢的淋巴

腹股沟浅淋巴结位于腹股沟韧带下的皮下脂肪中，引导脐下的皮肤和浅层组织的淋巴回流（除了回流到腘淋巴结的区域），包括外生殖器区域。

腹股沟深淋巴结收集下肢所有的深层结构及腹股沟浅淋巴结的回流。腘淋巴结收集小隐静脉回流区域的皮肤和皮下组织的淋巴液以及由腘动脉所供应的深层结构的淋巴液回流。

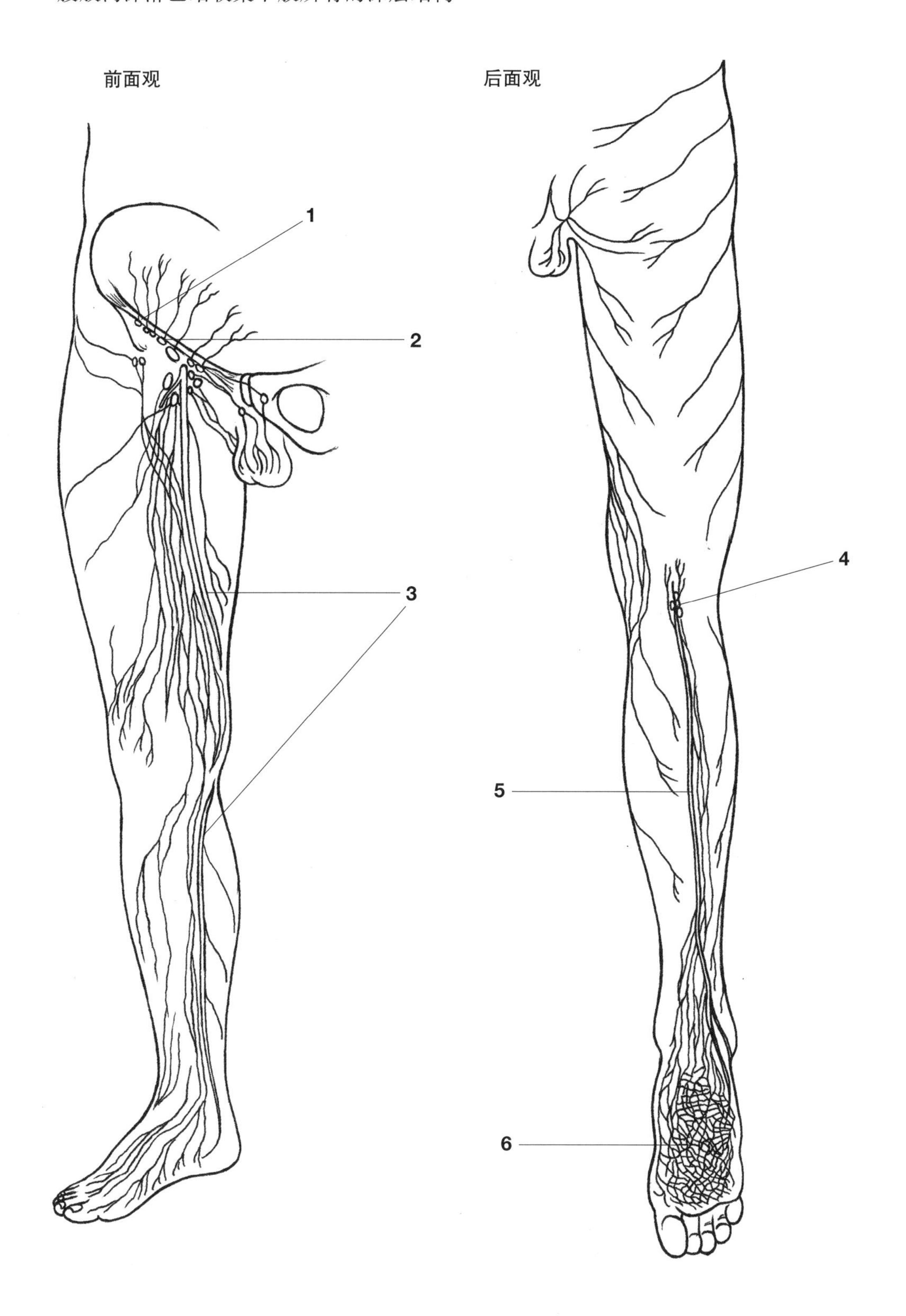

关键词：1. 腹股沟韧带；**2.** 腹股沟浅淋巴结；**3.** 大隐静脉和伴行的淋巴管；**4.** 腘淋巴结；**5.** 小隐静脉和伴行的淋巴管；**6.** 足底丛。

头颈部的淋巴

为方便描述头颈淋巴结群可以把它们想象成围绕颅底和下颌骨的一组环，在头颈部形成两个链条。

深层颈链接受浅层颈链收集的皮肤和皮下组织结构的淋巴及头颈所有深部结构的淋巴回流（有时通过耳前淋巴结、耳后淋巴结、枕淋巴结、颏下淋巴结和下颌下淋巴结群的中介回流）。颈浅淋巴结群位于耳前（腮腺）淋巴结的下方，它们比较小，只有在患病时才能被触及。颈部的淋巴环包括下颌下淋巴结、颏下淋巴结、腮腺淋巴结、耳后淋巴结和枕淋巴结。

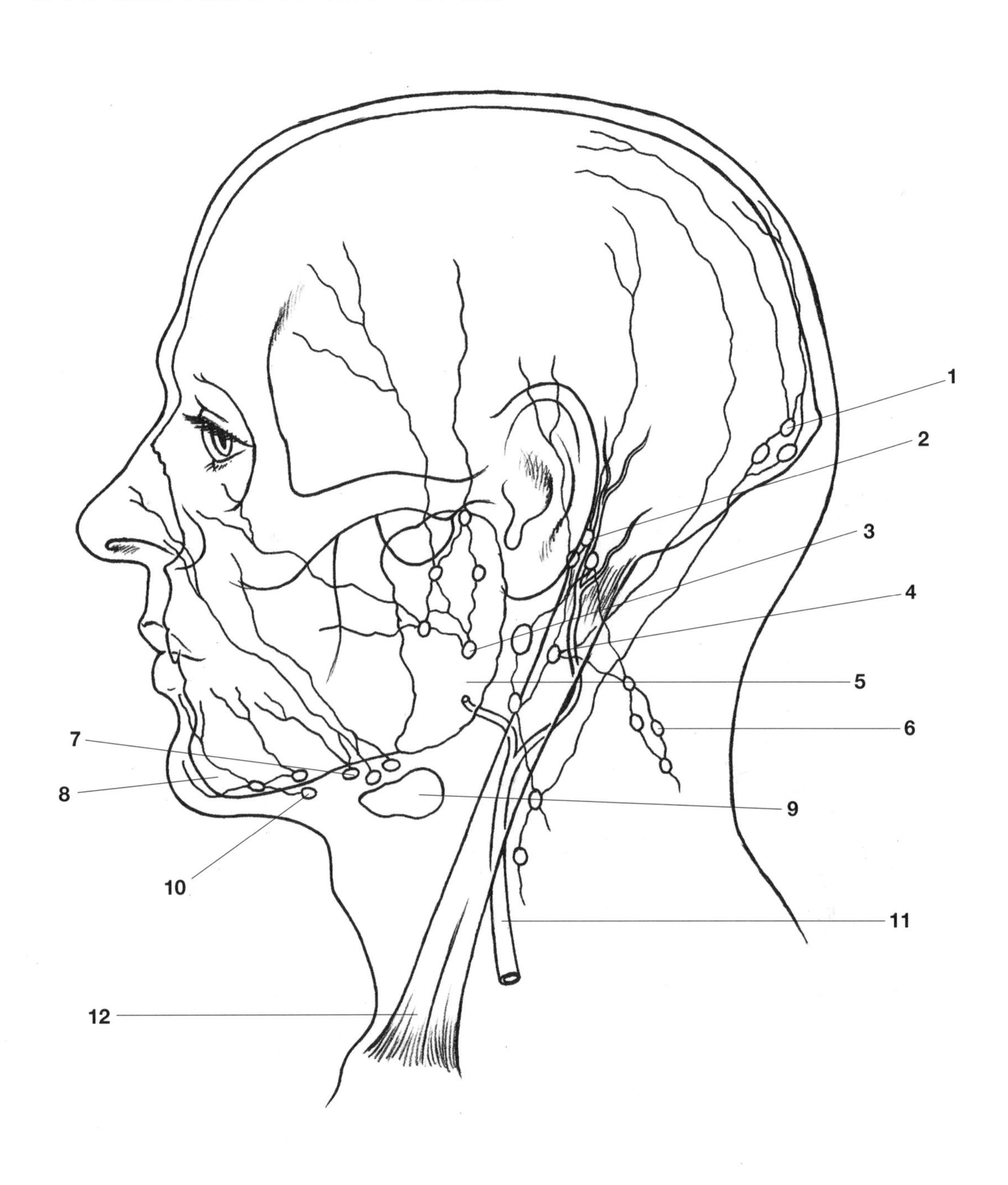

关键词： **1.** 枕淋巴结；**2.** 耳后淋巴结；**3.** 腮腺淋巴结；**4.** 颈深淋巴结；**5.** 腮腺；**6.** 颈浅淋巴结；**7.** 下颌下淋巴结；**8.** 下颌骨；**9.** 下颌下腺；**10.** 颏下淋巴结；**11.** 颈外静脉；**12.** 胸锁乳突肌。

胸部的淋巴

人体两大淋巴导管是胸导管和右淋巴导管。右淋巴导管由右颈干、右锁骨下干和右支气管纵隔干组成。右淋巴导管汇入右锁骨下静脉。

胸导管引流人体其他的所有区域的淋巴。此导管起始于腹部的一个膨大的淋巴导管，称为乳糜池。乳糜池接收肠干和左、右腰干。胸腹部的主要淋巴结群还包括：主动脉旁（腰）淋巴结（引流髂总淋巴结、腹主动脉壁支供血区域的深层结构、乙状结肠）和纵隔前淋巴结（引流心、上纵隔，以及肺和支气管树）。

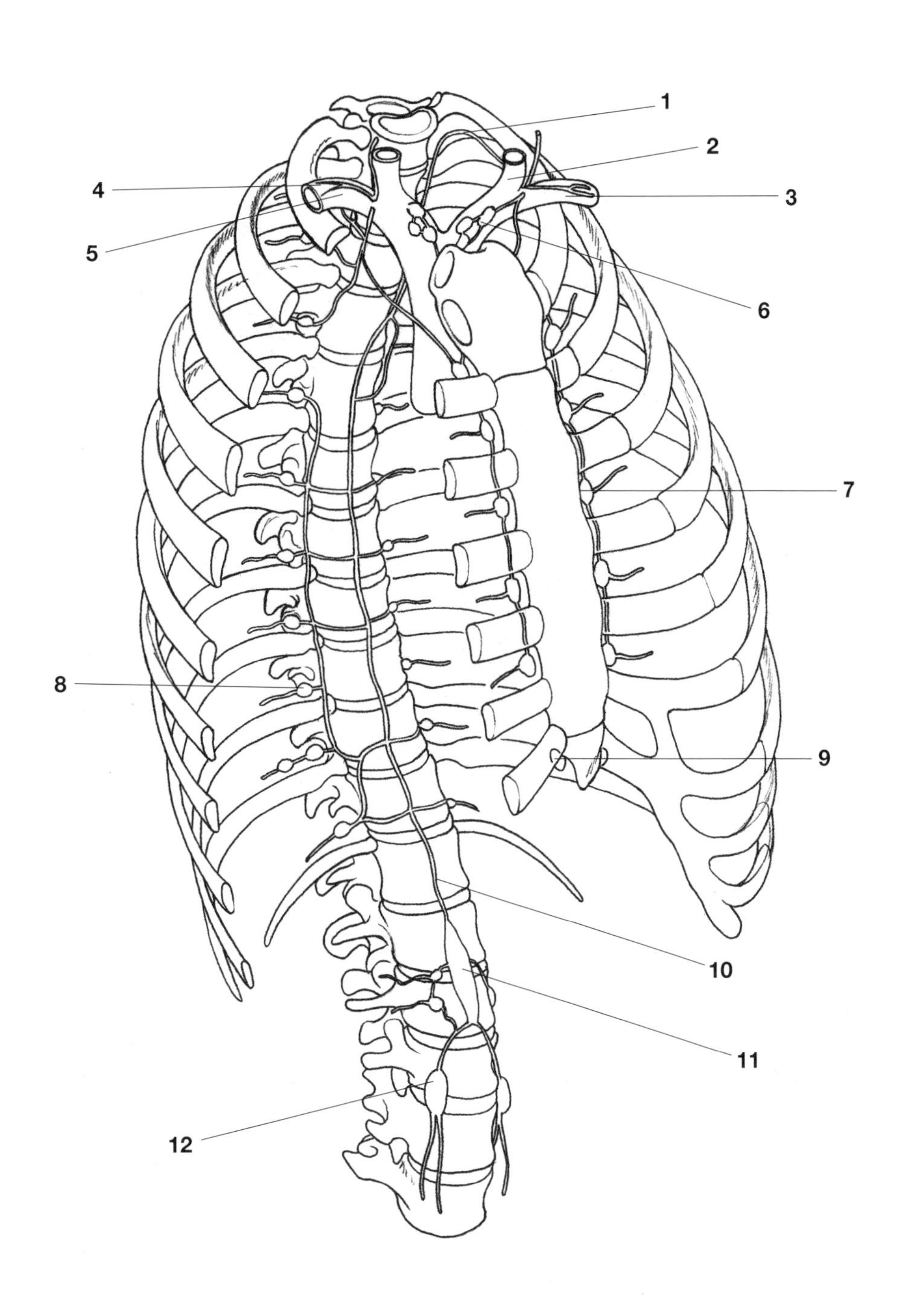

关键词：1. 胸导管；**2.** 颈内静脉；**3.** 左锁骨下干；**4.** 右头臂静脉；**5.** 右锁骨下干；**6.** 纵隔前淋巴结；**7.** 胸骨旁淋巴结；**8.** 肋间淋巴结；**9.** 膈肌淋巴结；**10.** 胸导管；**11.** 乳糜池；**12.** 腰淋巴结。

腹部的淋巴

乳糜池接收身体下部的淋巴。更重要的是，乳糜池从肠道中接收脂肪酸，因此负责运输消化道的脂类物质。

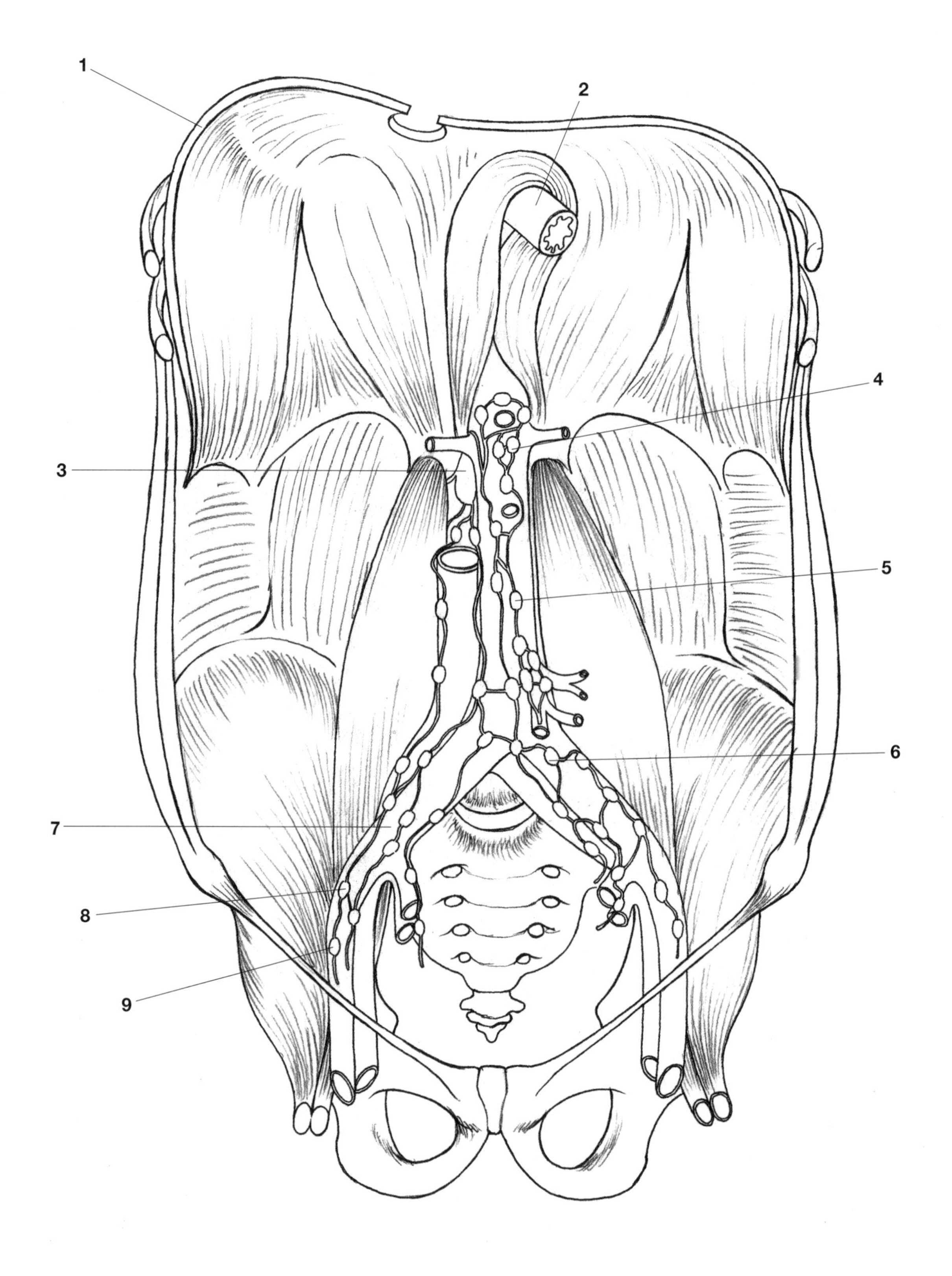

关键词： **1.** 膈肌；**2.** 食管腹段；**3.** 乳糜池；**4.** 肠系膜淋巴结；**5.** 腰淋巴结；**6.** 髂总淋巴结；**7.** 髂总动脉；**8.** 髂内淋巴结；**9.** 髂外淋巴结。

呼吸系统

呼吸系统是指气体进出细胞及细胞内发生生物氧化过程的器官。呼吸系统的器官位于头、颈和胸部。上呼吸道包括鼻和鼻腔、鼻旁窦、咽和喉。下呼吸道包括气管、支气管和肺，此处发生空气和血液间的气体交换。吸入空气在通过呼吸道时被清洁、润湿和温暖。鼻腔和喉被口咽分隔，此处是呼吸道和消化道的共同通道。当吞咽时，此处的呼吸道必须短时关闭。

呼吸系统

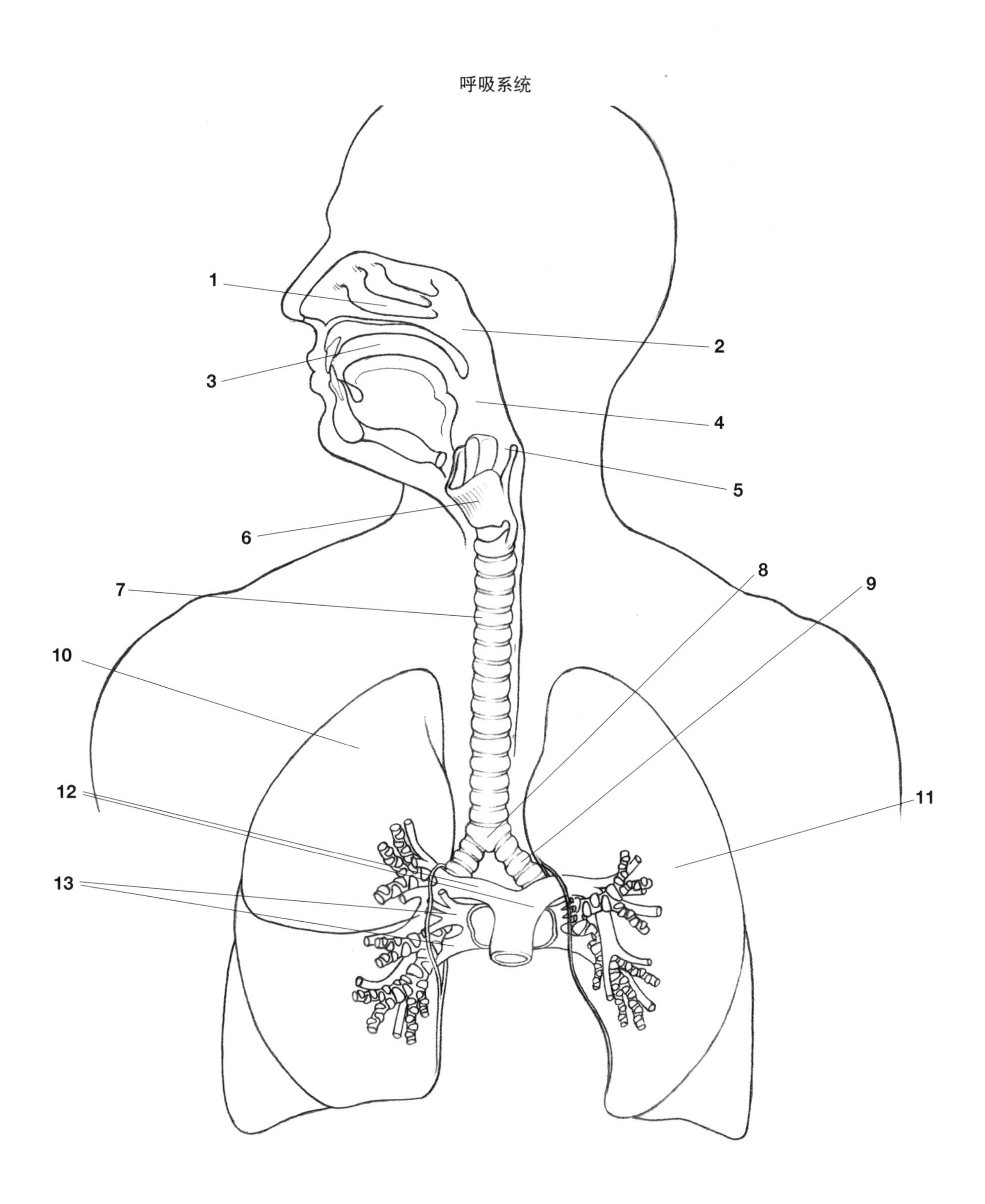

关键词：1. 鼻腔；**2.** 鼻咽；**3.** 口腔；**4.** 口咽；**5.** 喉咽；**6.** 喉；**7.** 气管；**8.** 气管杈（内为气管隆嵴）；**9.** 左主支气管；**10.** 右肺；**11.** 左肺；**12.** 肺动脉；**13.** 肺静脉。

鼻

鼻的外侧由鼻唇沟分隔嘴唇和面颊。鼻由鼻骨、鼻翼软骨和鼻外侧软骨组成。鼻中隔由骨性的筛骨垂直板、犁骨及软骨组成。鼻腔通过骨腭与口腔分隔，通过鼻中隔分隔左、右鼻腔。每个鼻腔的后部有鼻后孔，它与鼻咽部相通。鼻腔的底部由硬腭（上颌骨和腭骨）和软腭组成。鼻腔侧壁有三个突起：上、中、下鼻甲。每个鼻甲下方有相对应的鼻道。

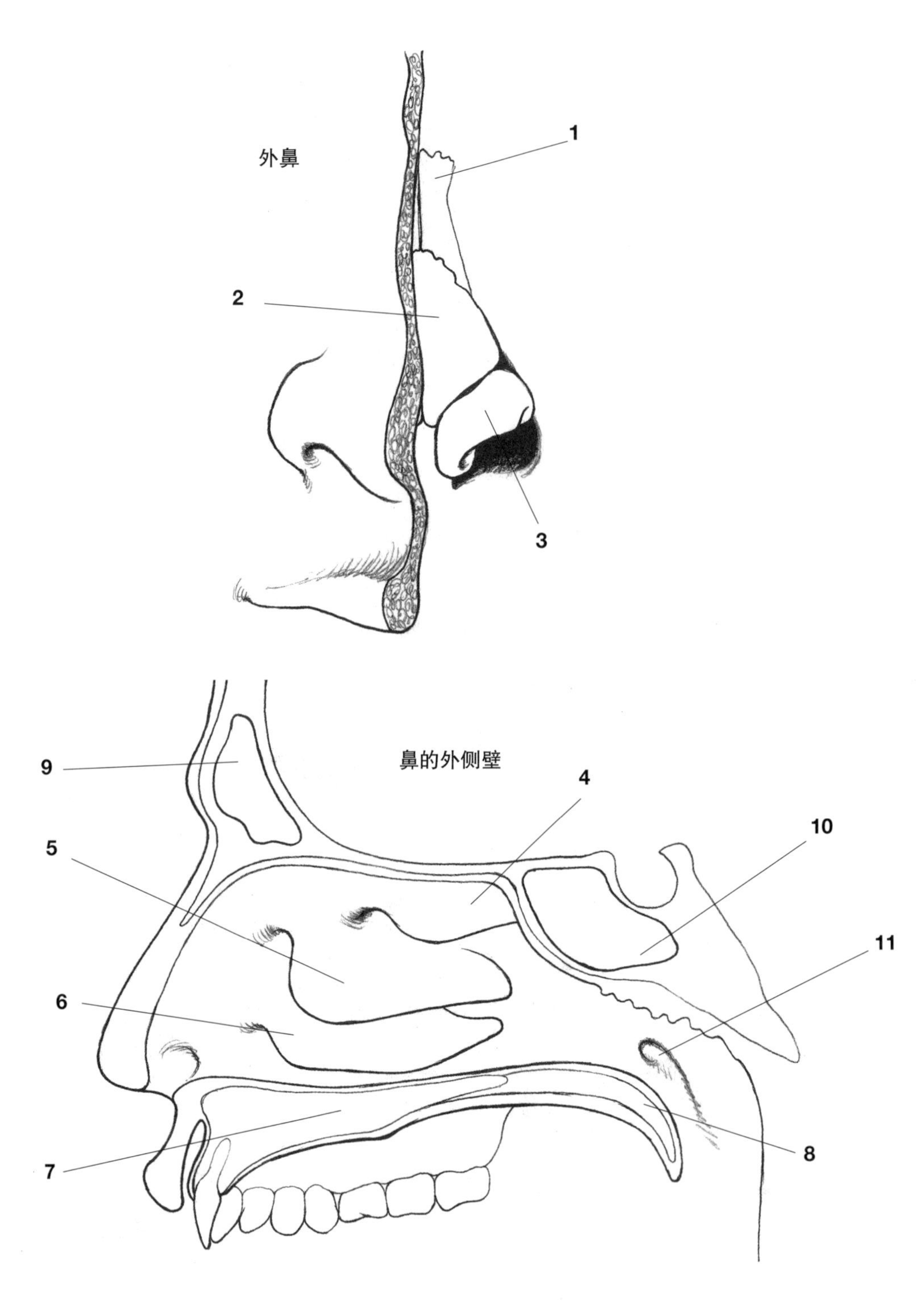

关键词：**1.** 鼻骨；**2.** 鼻外侧软骨；**3.** 鼻翼大软骨；**4.** 上鼻甲；**5.** 中鼻甲；**6.** 下鼻甲；**7.** 硬腭；**8.** 软腭；**9.** 额窦；**10.** 蝶窦；**11.** 咽鼓管（听觉器官）的开口。

鼻旁窦

四对鼻旁窦由鼻腔周围含气颅骨内腔衬以黏膜构成，它们是额窦、上颌窦、筛窦和蝶窦。额窦位于眶上方，开口于鼻外侧壁的中鼻道；上颌窦位于外侧，开口于中鼻道；筛窦位于眶和鼻之间，包括前、中和后三组小气房，前、中群开口于中鼻道，后群开口于上鼻道；蝶窦开口于上鼻甲上方的蝶筛隐窝。鼻旁窦被认为在讲话时充当共鸣室起共振作用，并且还可以减轻面部骨骼的重量。

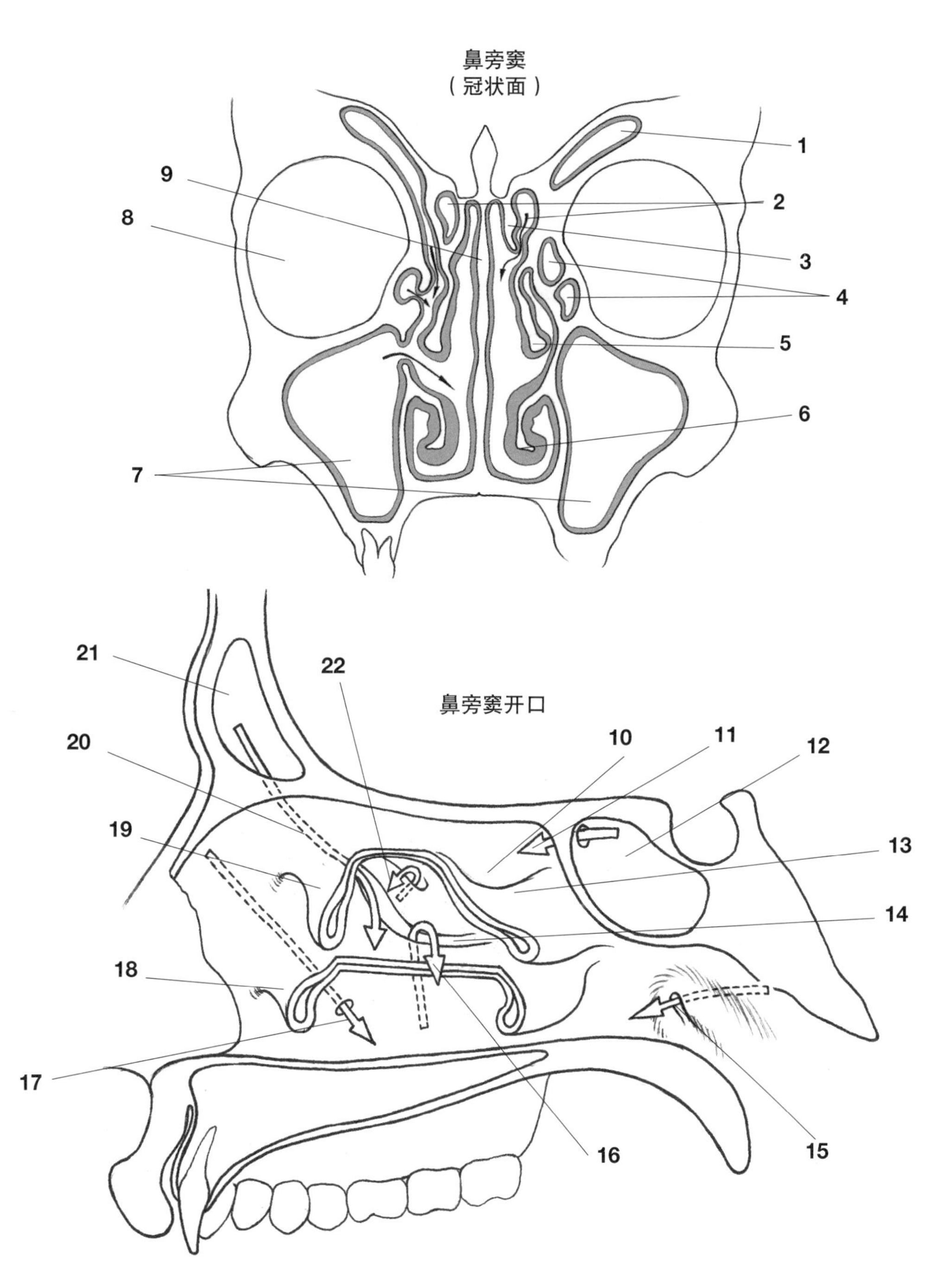

关键词：**1.** 额窦；**2.** 筛窦后群；**3.** 上鼻甲；**4**. 筛窦前群；**5.** 中鼻甲；**6.** 下鼻甲；**7.** 上颌窦；**8.** 眶；**9.** 鼻中隔；**10.** 上鼻甲；**11.** 蝶窦的开口；**12.** 蝶窦；**13.** 筛窦后群的开口；**14.** 半月裂孔；**15.** 咽鼓管开口；**16.** 上颌窦开口；**17.** 鼻泪管开口；**18.** 下鼻甲；**19.** 中鼻甲；**20.** 额窦和筛窦前群的开口；**21.** 额窦；**22.** 筛窦中群的开口。

喉软骨和喉的膜性结构

喉保护下呼吸道，它由软骨、韧带和肌肉组成。喉部骨骼的基础是环状软骨，它的形状像一枚戒指，它上方与杓状软骨，外侧与甲状软骨相关节。会厌软骨像是一片叶子，由黄色弹性软骨形成，其下端的突起附着在甲状软骨上切迹下方的中线上。喉与上方的舌骨通过甲状舌骨膜连接。环甲膜位于环状软骨和甲状软骨内面之间。方形膜连接杓状软骨和会厌软骨。

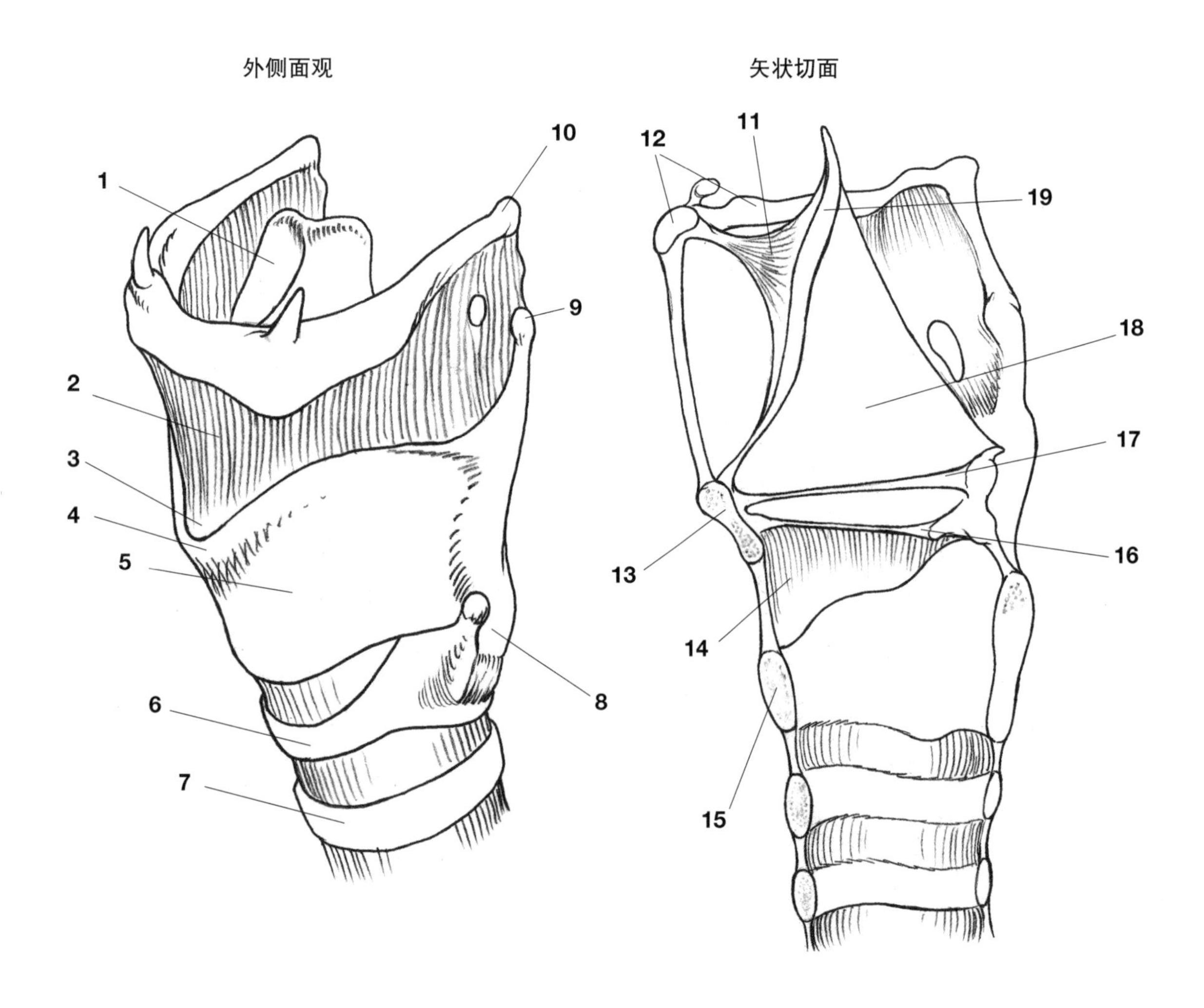

关键词：1.会厌软骨；**2.** 甲状舌骨膜；**3.** 甲状软骨上切迹；**4.** 喉结（“亚当的苹果”）；**5.** 甲状软骨；**6.** 环状软骨；**7.** 气管软骨环；**8.** 甲状软骨下角；**9.** 甲状软骨上角；**10.** 舌骨（有大角和小角）；**11.** 舌骨会厌韧带；**12.** 舌骨；**13.** 甲状软骨；**14.** 环甲膜（“弹性圆锥”）；**15.** 环状软骨；**16.** 声襞；**17.** 前庭襞；**18.** 方形膜；**19.** 会厌软骨。

喉肌

喉内肌可以根据其功能分为三组。喉口的关闭和打开分别由杓会厌肌和甲状会厌肌控制。声门打开取决于环杓后肌，声门关闭取决于环杓侧肌和杓间肌。发音时，环甲肌紧张声带（使其增长），环杓肌松弛声带（使其缩短）。声音的高低依赖于所有喉内肌活动的精确平衡。除环甲肌由喉上神经的外支支配外，所有其他喉肌均由喉返神经支配。

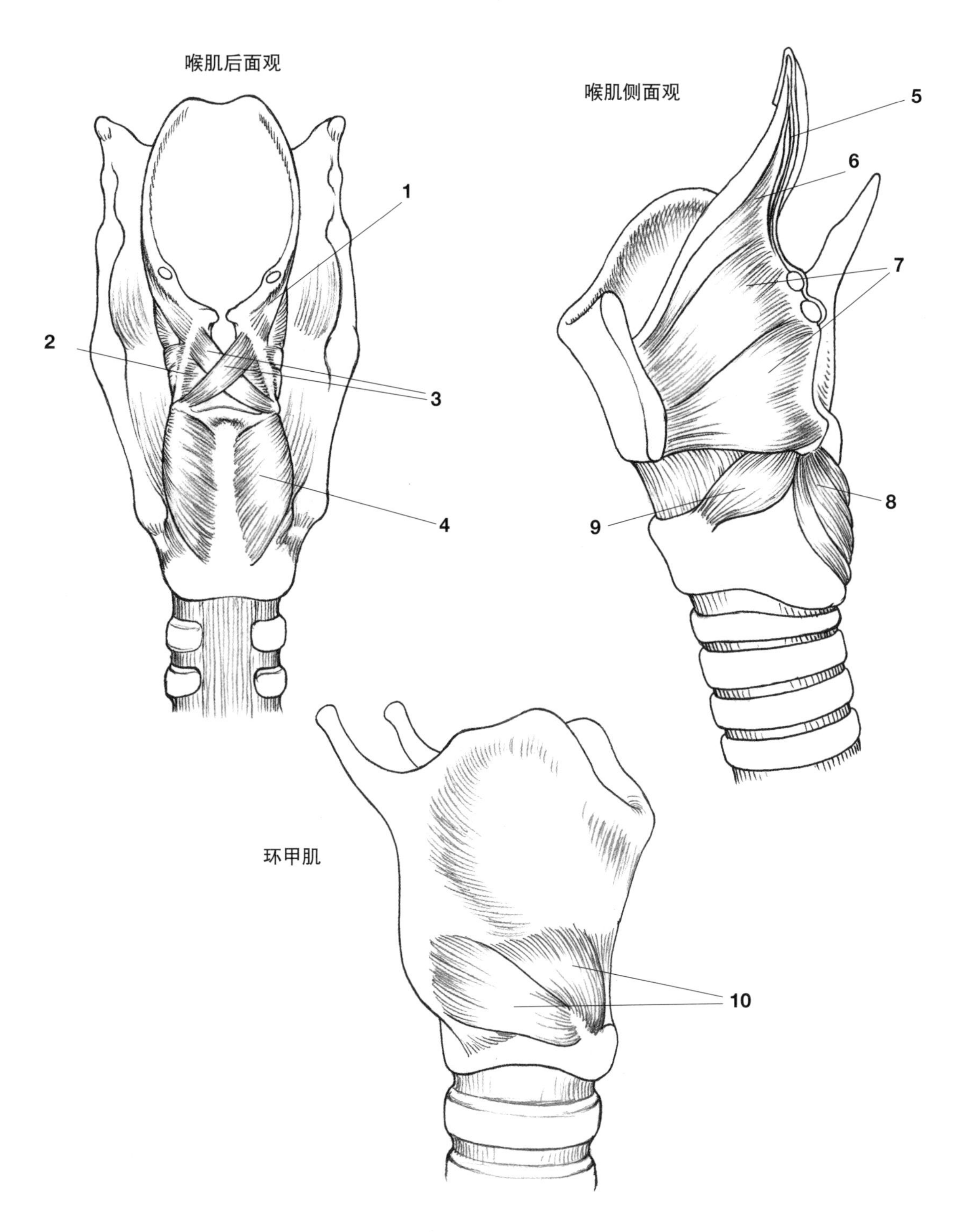

关键词：1. 杓会厌肌；**2.** 杓间肌的横向纤维；**3.** 杓间肌的斜向纤维；**4.** 环杓后肌；**5.** 杓会厌肌；**6.** 甲状会厌肌；**7.** 甲杓肌；**8.** 环杓后肌；**9.** 环杓侧肌；**10.** 环甲肌。

喉的内部结构

喉腔被声襞分为声门上部和声门下部。声门上部包括从喉口至前庭襞的前庭部分。前庭襞和声襞之间两侧的隐窝称为喉室，其前部向上延伸形成小囊。声襞之间是声门，其后部延伸至两侧的杓状软骨之间。声门下部向下扩大至环状软骨和气管。声带被覆鳞状上皮；喉的其余部分被覆呼吸上皮（假复层纤毛柱状上皮）。

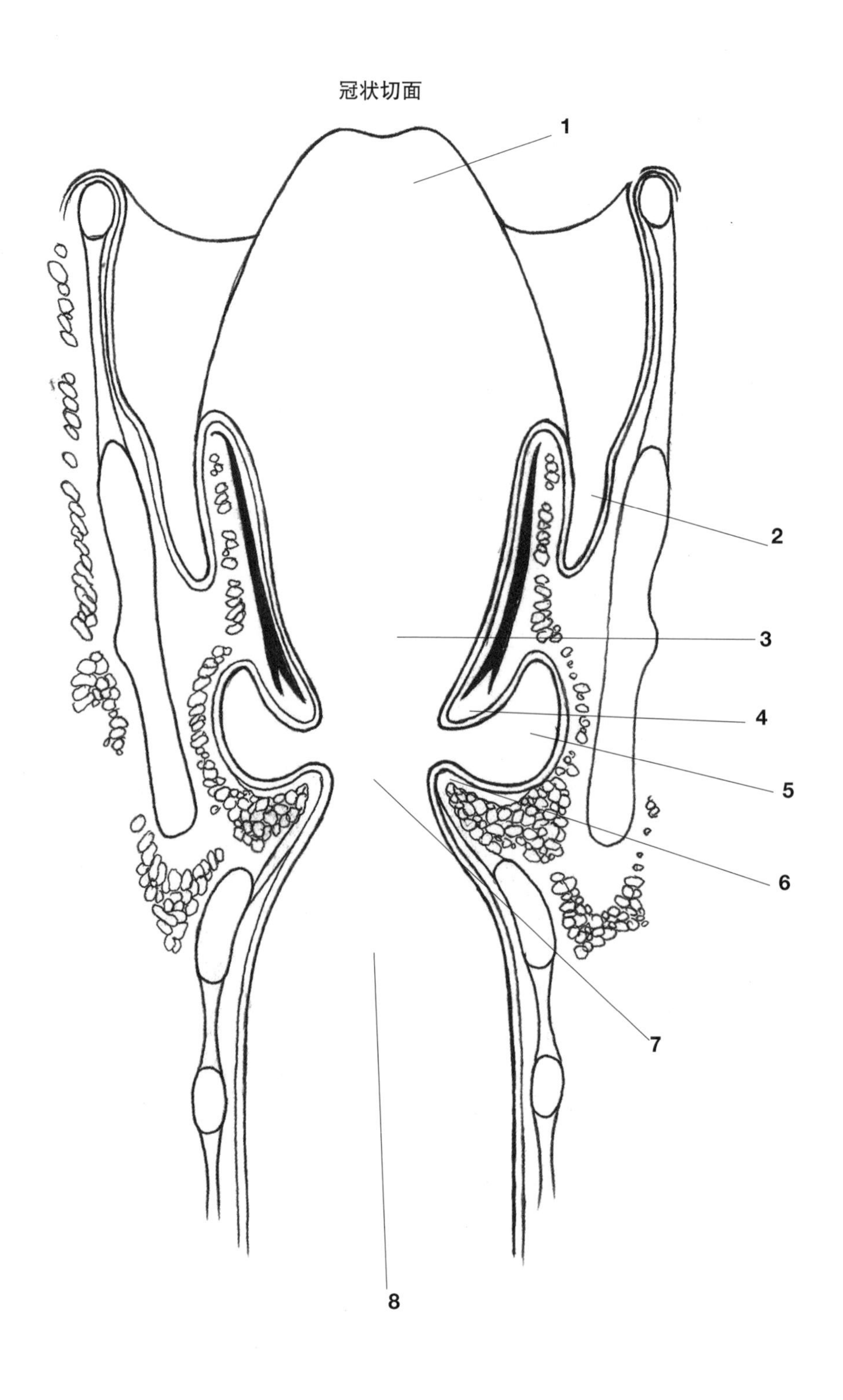

关键词：**1.** 会厌；**2.** 梨状隐窝；**3.** 前庭；**4.** 前庭襞；**5.** 喉室；**6.** 声襞；**7.** 声门裂；**8.** 声门下腔。

气管和支气管树

气管从环状软骨起延伸到胸部，并在气管杈分为左、右主支气管。C形气管软骨嵌入壁内，上下借结缔组织相连，开口向后，为肌性组织，其收缩能减小气管直径。主动脉弓弯曲跨过左主支气管，而肺动脉干分成左、右肺动脉。左右主支气管分为肺叶支气管，再分为肺段支气管，这些进一步分为小支气管、细支气管、终末细支气管，最后到呼吸性细支气管，其薄壁囊状不连续，称为肺泡，此处发生气体交换。

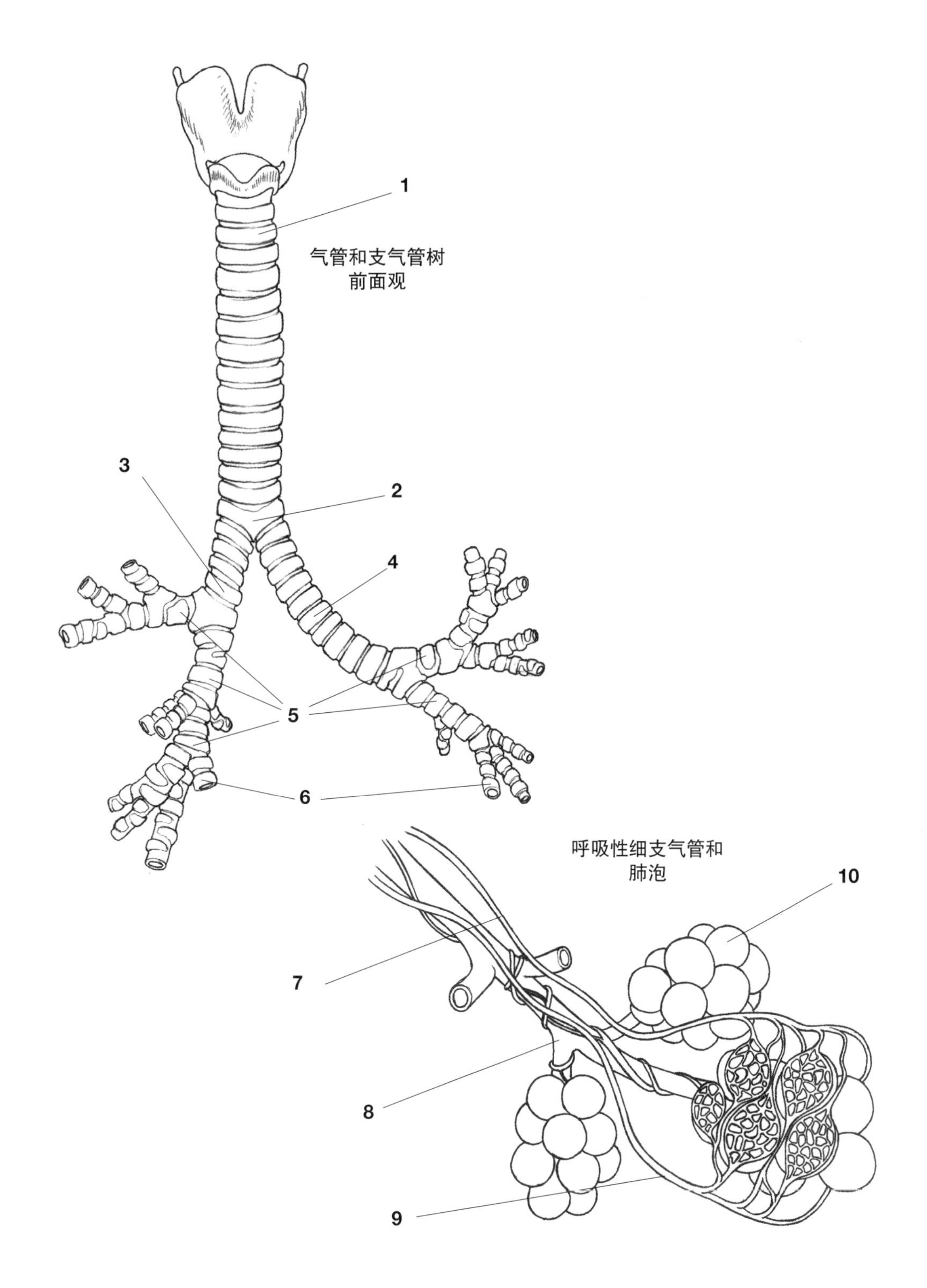

关键词：**1.** 气管；**2.** 气管杈（内为气管隆嵴）；**3.** 右主支气管；**4.** 左主支气管；**5.** 肺叶支气管；**6.** 肺段支气管；**7.** 小动脉（来自肺动脉）；**8.** 呼吸性细支气管；**9.** 毛细血管后静脉（回流到肺静脉）；**10.** 肺泡。

胸膜腔和肺

肺被覆有胸膜，胸膜包括脏层和壁层。每侧胸膜延伸至锁骨内侧端的上方1in（约2.5cm）左右，两侧胸膜前缘大约在胸骨柄与体连接处相邻近，向下至第四肋软骨水平，然后偏左侧分离。胸膜在锁骨中线和腋中线分别越过第八和第十肋的水平，然后到达背部第十二肋颈。肺比胸膜高两个肋间隙。右肺的斜裂和水平裂，将其分为上、中、下三叶；左肺只有斜裂，将其分为上、下二叶。

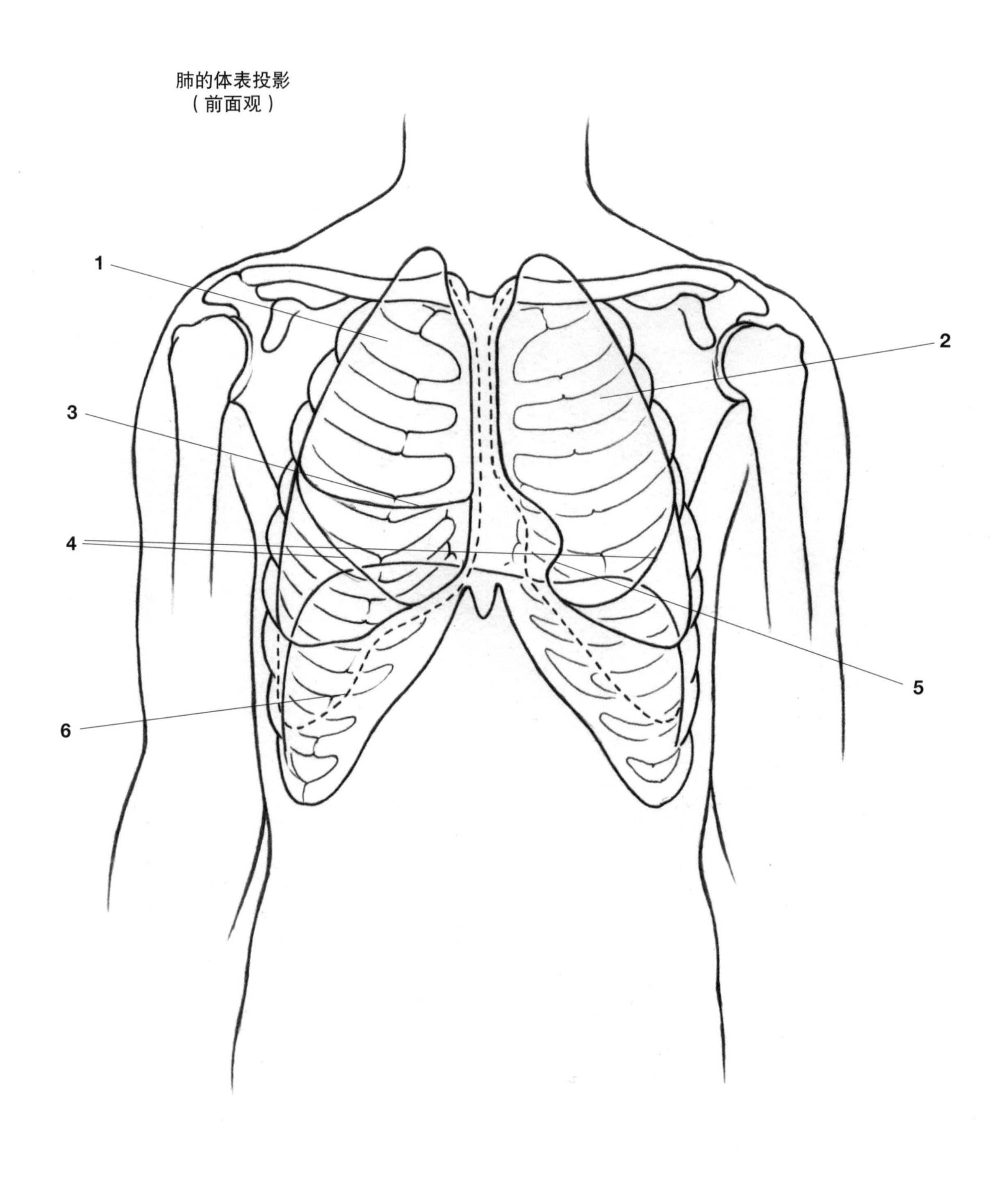

关键词：**1.** 右肺；**2.** 左肺；**3.** 水平裂；**4.** 斜裂；**5.** 心切迹；**6.** 壁胸膜投影。

肺的体表投影（后面观）

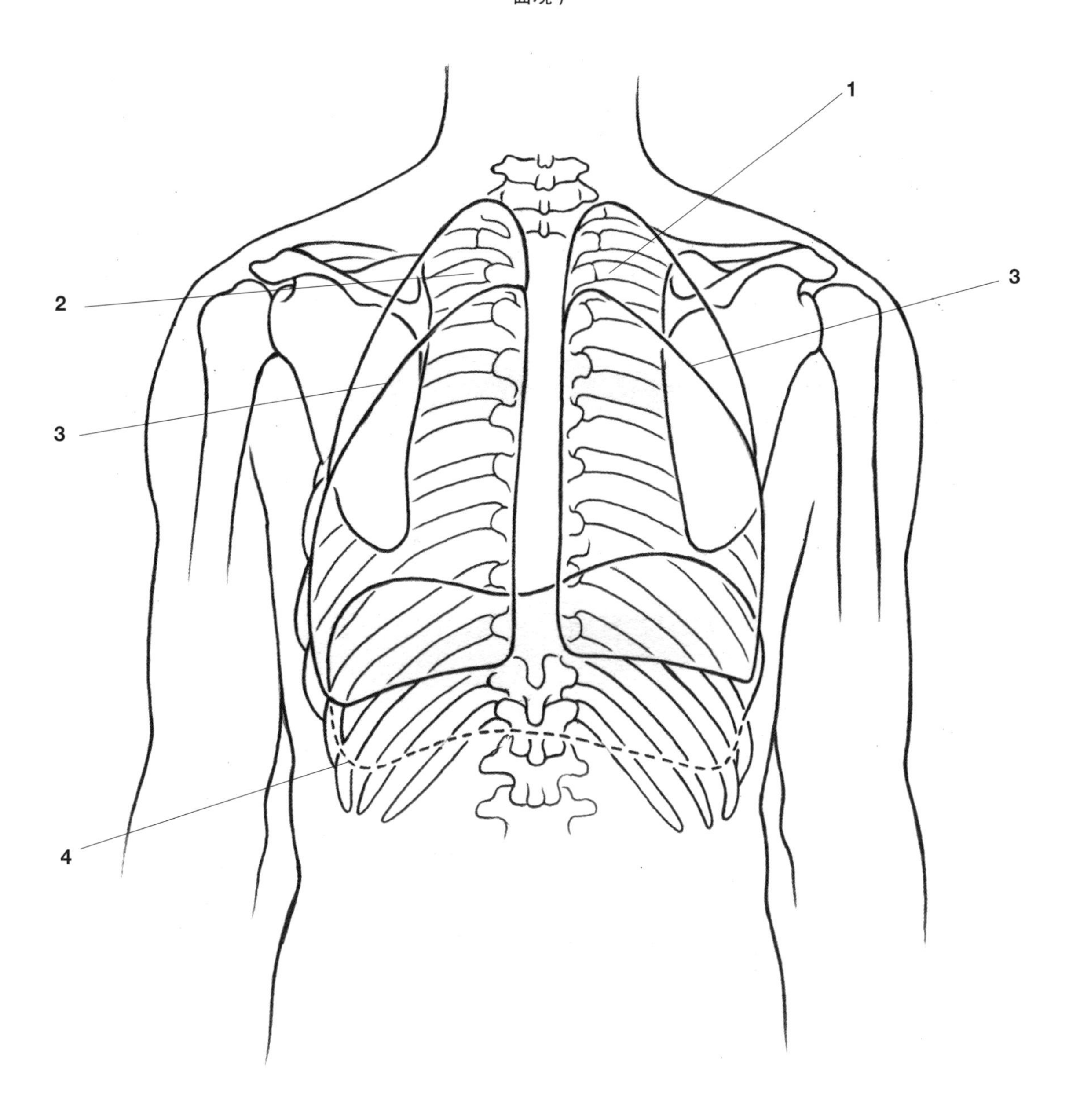

关键词：**1.** 右肺；**2.** 左肺；**3.** 斜裂；**4.** 壁胸膜投影。

肺与胸膜的关系

肺外观锥形，其基底部卧于膈肌之上。纵隔（内侧）面的凹陷与心包表面的突起相对应。每侧的肺门包括位于后方的支气管、前方的肺动脉、前下方的肺静脉，以及淋巴结。

由于右主支气管较短，其上叶支气管往往可以看到。左侧：左肺与左心室、主动脉弓和降主动脉相邻。右侧：右肺与右心房、上腔静脉（接受奇静脉的汇流）、头臂干和气管相邻。食管位于两侧的后方。

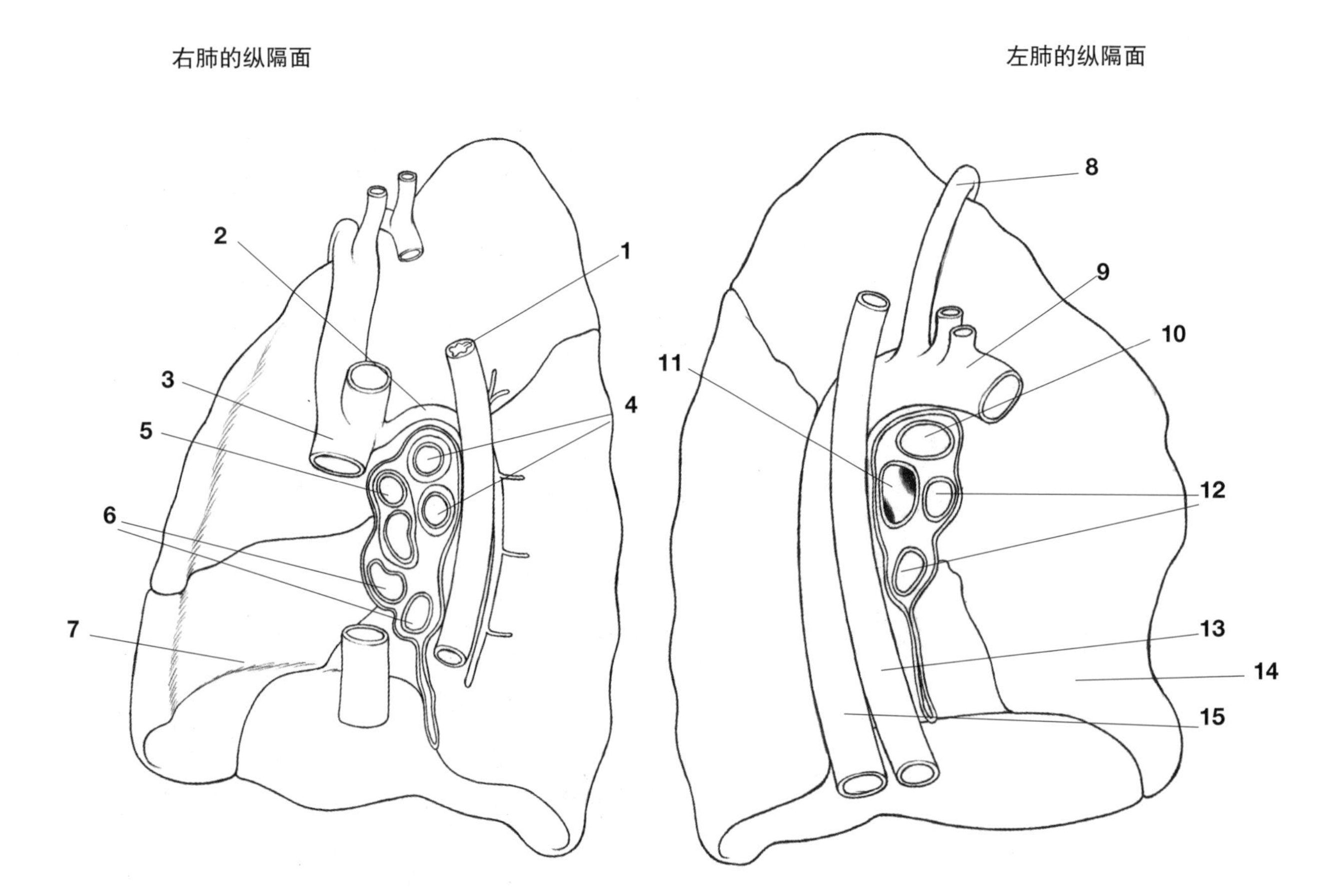

关键词： **1.** 食管；**2.** 奇静脉；**3.** 上腔静脉；**4.** 右主支气管和上叶支气管；**5.** 肺动脉；**6.** 肺静脉；**7.** 右心房；**8.** 左锁骨下动脉；**9.** 主动脉；**10.** 肺动脉；**11.** 左主支气管；**12.** 肺静脉；**13.** 食管；**14.** 左心室；**15.** 降主动脉。

消化系统

消化是食物转化为可被吸收的物质并被身体吸收的过程。消化系统从口腔延伸到肛门并且包括肝和胰。它的器官位于头部、颈部和躯干部，来源于胚胎的前肠、中肠和后肠。消化系统由口腔、咽、食管、胃、小肠（十二指肠、空肠和回肠）、大肠（结肠）和直肠组成。附属器官包括：①肝，肝在消化和解毒中起重要作用；②胆囊，存储并浓缩胆汁；③胰，分泌消化酶。

消化系统全图

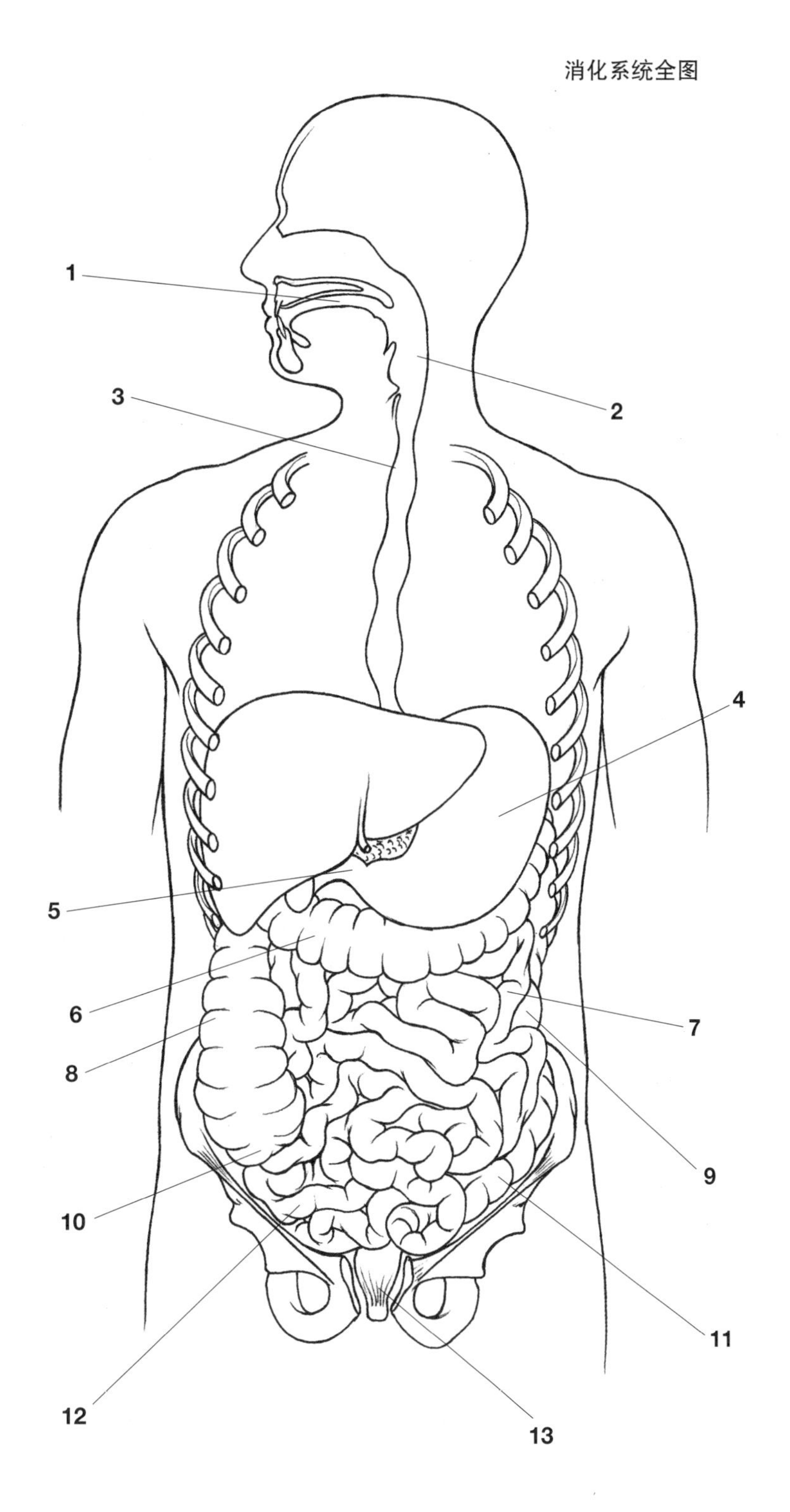

关键词：1. 口腔；**2.** 咽；**3.** 食管；**4.** 胃；**5.** 十二指肠；**6.** 横结肠；**7.** 空肠；**8.** 升结肠；**9.** 降结肠；**10.** 盲肠；**11.** 乙状结肠；**12.** 回肠；**13.** 直肠。

口腔

口腔是消化道的第一部分，并通过唇开口，通向外部。口腔的前外侧是腔前庭，其位于上唇、下唇、颊、牙和牙龈之间。在上、下唇和牙龈之间的中线有上下垂直的黏膜皱褶，称为唇系带。腮腺导管开口于与上颌第二磨牙相对的前庭。口腔前庭的内后方是固有口腔，其前部和外侧部的边界是牙和牙龈，腭为顶，舌为底。下颌下腺开口于舌下阜，舌下腺开口于舌下襞和舌下阜。

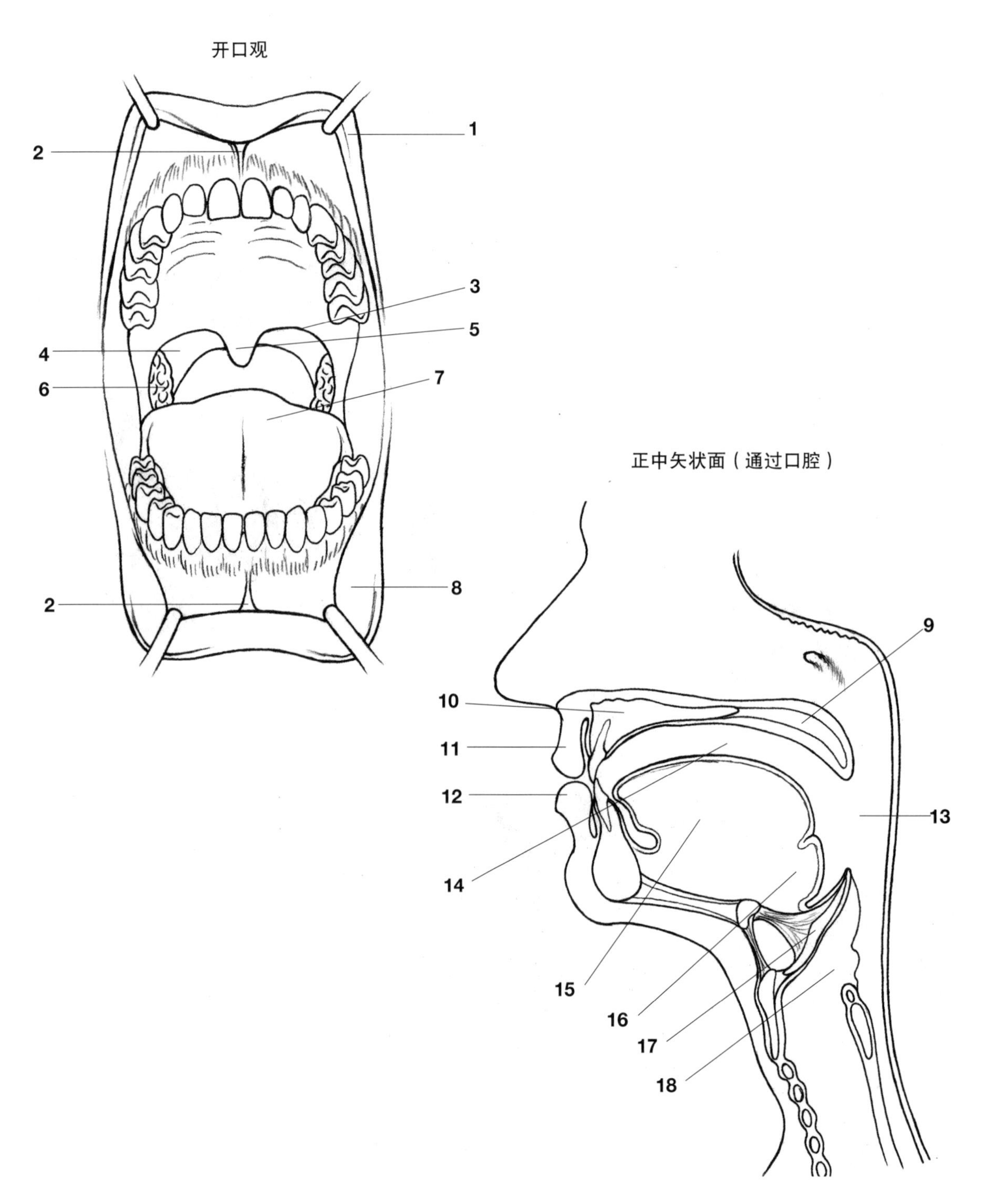

关键词： **1.** 上唇；**2.** 唇系带；**3.** 腭舌弓；**4.** 腭咽弓；**5.** 腭垂；**6.** 腭扁桃体；**7.** 舌；**8.** 下唇；**9.** 软腭；**10.** 硬腭；**11.** 上唇；**12.** 下唇；**13.** 咽；**14.** 口腔；**15.** 舌；**16.** 舌根；**17.** 会厌；**18.** 喉口。

牙

人体有20个乳牙，上、下、左、右各5个：2个切牙、1个尖牙和2个磨牙。人体有32个恒牙，上、下、左、右各8个：2个切牙、1个尖牙、2个前磨牙和3个磨牙。切牙凿子状，和尖牙一起可以夹持和撕裂食物；前磨牙和磨牙可以研磨和破碎食物，主要用于咀嚼。牙由外面的牙本质和其包围的牙腔组成，牙腔根部有孔，通过血管、淋巴管和神经。牙冠延伸至牙龈上方并被牙釉质覆盖。牙由牙周膜保持在牙窝中，牙周膜将骨与覆盖根部的牙骨质结合在一起。

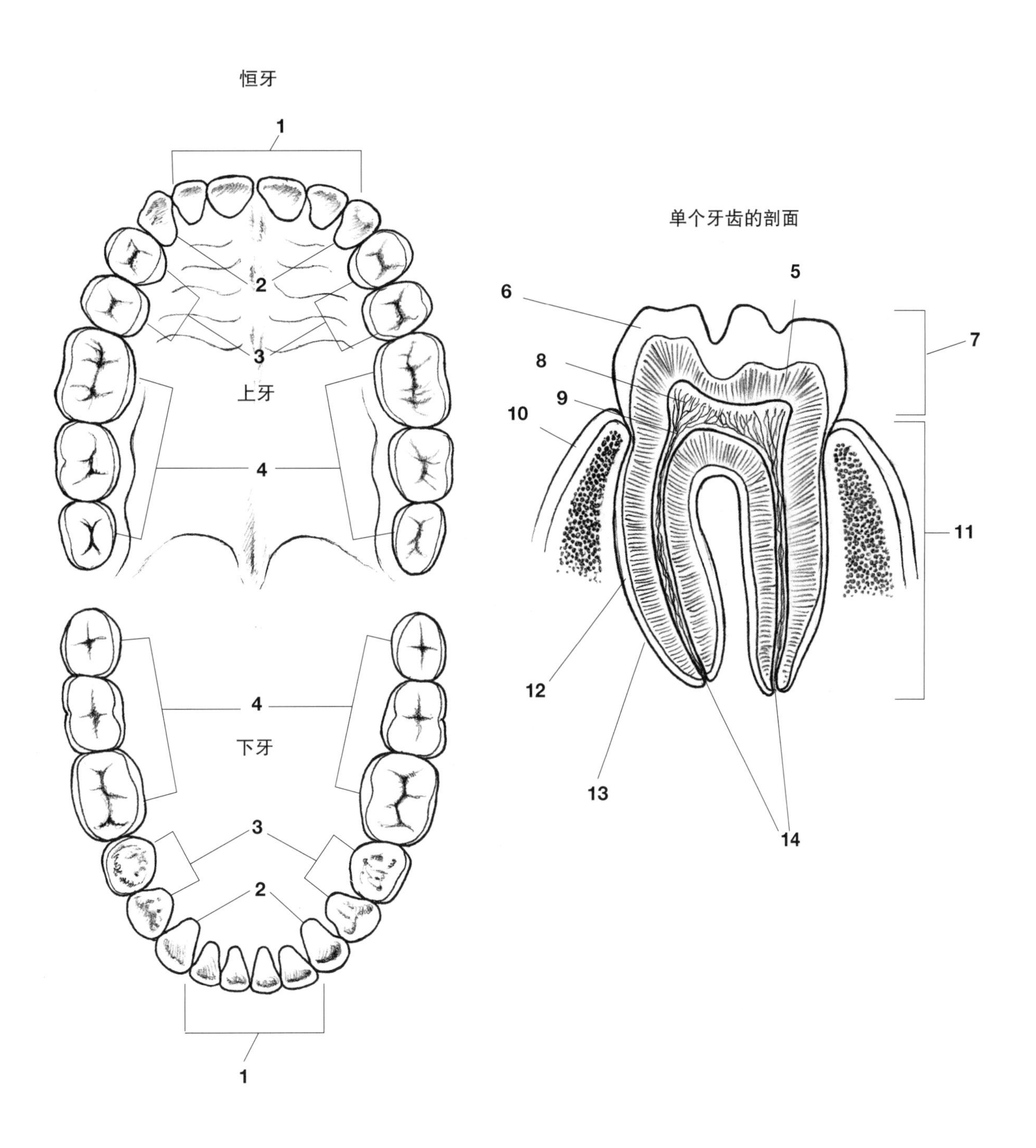

关键词：1. 切牙；**2.** 尖牙；**3.** 前磨牙；**4.** 磨牙；**5.** 牙质；**6.** 牙釉质；**7.** 牙冠；**8.** 牙髓神经丛；**9.** 牙髓；**10.** 牙龈；**11.** 牙根；**12.** 牙骨质；**13.** 牙周膜；**14.** 牙根尖孔。

舌

舌对于咀嚼，吸吮和品尝是十分重要的。舌外肌将舌连接到下颌骨、腭、舌骨和颞骨茎突，收缩时可改变舌的位置和形状。舌内肌只改变舌的形状。舌下神经支配除腭舌肌外的所有舌内、外肌，舌背、轮廓乳头位于舌前2/3和舌后1/3的连接处。两侧界沟向后终止于盲孔。菌状乳头和轮廓乳头具有味蕾。舌后1/3含有淋巴组织。舌神经传导舌的一般感觉，鼓索传导舌前2/3的味觉，而舌咽神经传导舌后1/3的一般感觉和味觉。

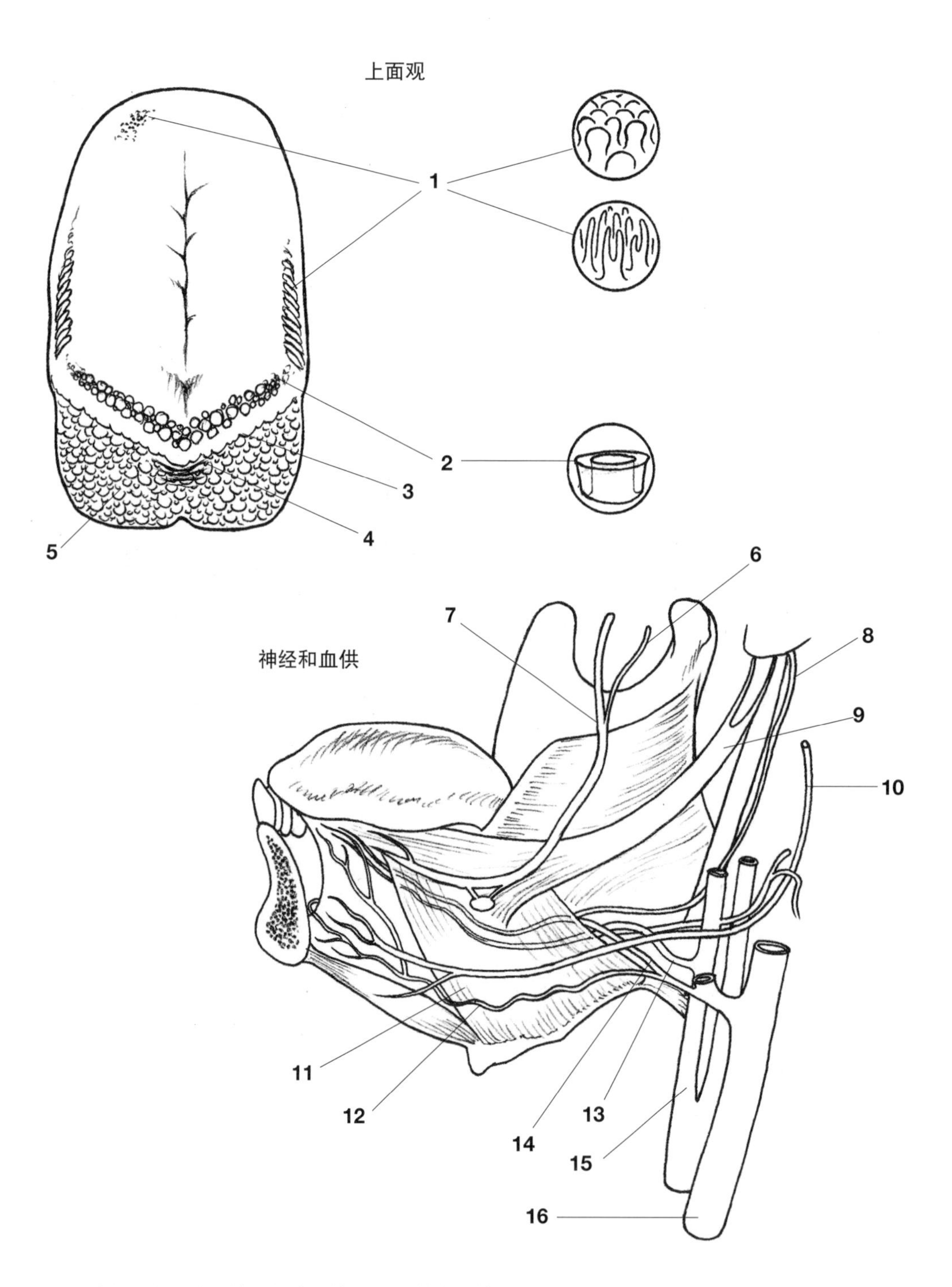

关键词：1. 舌背（有菌状乳头和丝状乳头）；**2.** 轮廓乳头；**3.** 界沟；**4.** 盲孔；**5.** 舌扁桃体；**6.** 鼓索（来源于第七对脑神经）；**7.** 舌神经（来源于第五对脑神经）；**8.** 舌咽神经（来源于第九对脑神经）；**9.** 茎突舌骨肌；**10.** 舌下神经（来源于第十二对脑神经）；**11.** 舌骨舌肌；**12.** 舌深静脉；**13.** 舌动脉；**14.** 舌背静脉；**15.** 颈外动脉；**16.** 颈内静脉。

唾液腺

腮腺是最大的唾液腺。它位于下颌骨的下颌支表面和外耳道的前面。腮腺导管越过咬肌前面，并穿过颊肌，开口至口腔前庭。腮腺被其筋膜覆盖。下颌下腺位于下颌骨和二腹肌之间。其深部的导管绕过下颌舌骨肌的后缘，开口于舌系带根部两侧的舌下阜。舌下腺位于下颌舌骨肌上方，形成舌下褶皱。舌下腺有许多导管，其中大多数直接通过舌下襞开口至口腔内。较大的舌下腺导管经下颌下腺导管开口于舌下阜。

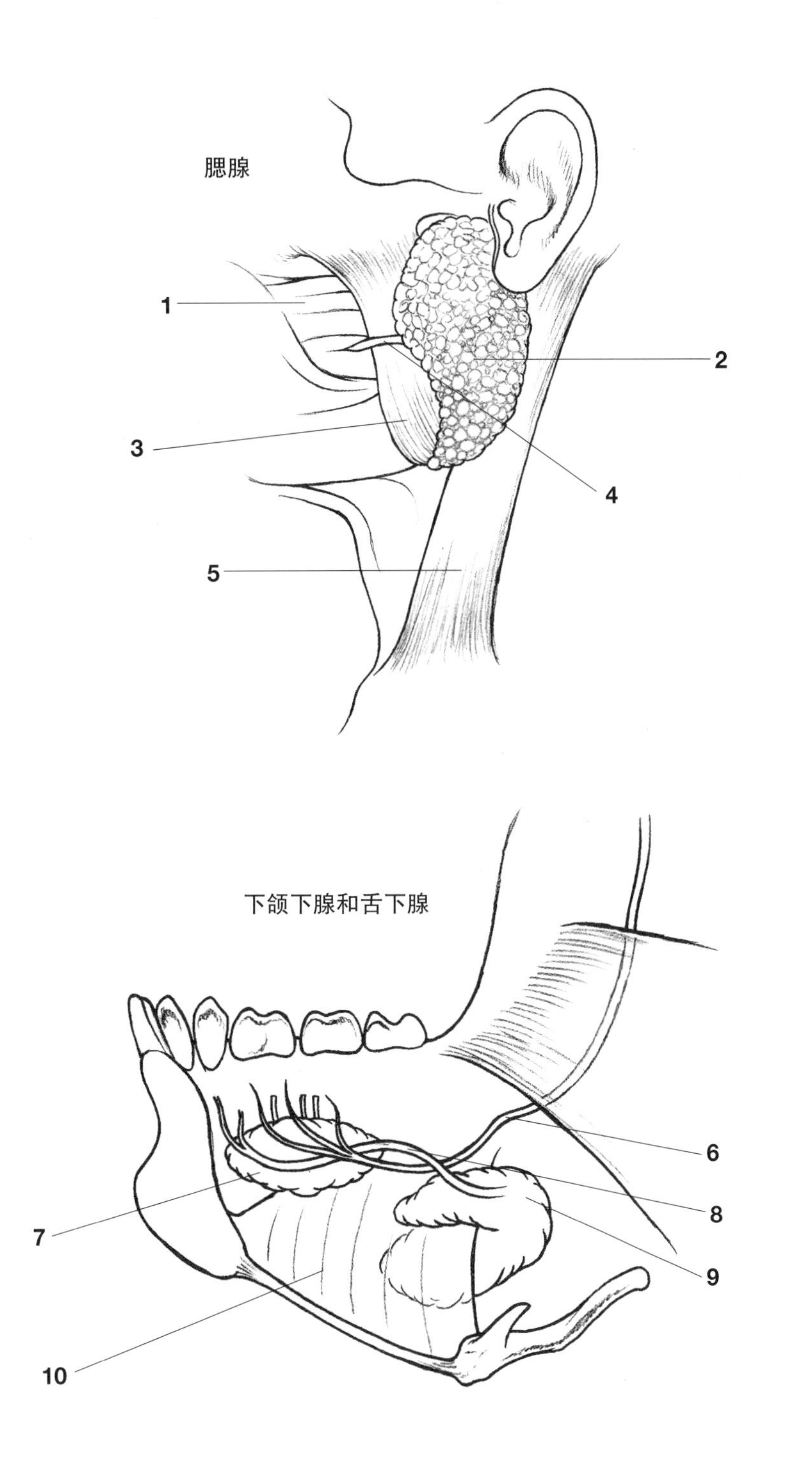

关键词：**1.** 颊肌；**2.** 腮腺；**3.** 咬肌；**4.** 腮腺导管；**5.** 胸锁乳突肌；**6.** 舌神经；**7.** 舌下腺；**8.** 下颌下腺导管；**9.** 下颌下腺（深部和浅部）；**10.** 下颌舌骨肌。

咽

咽是约5in（约12.7cm）长的肌性管道，向上附着于颅骨基底部，向下与食管连续。它包括：①鼻咽，其是呼吸道的一部分，并且只属于呼吸管道（其他的两部分是呼吸道和消化道共有）；②口咽，向前与口腔连续；③喉咽，其在吞咽时打开。管壁肌肉由咽上缩肌、咽中缩肌和咽下缩肌，以及茎突咽肌、咽鼓管咽肌和腭咽肌组成。咽鼓管通向鼻咽的侧壁，其瓣膜位于舌根部和会厌之间。喉咽中，梨状隐窝位于喉口和咽侧壁之间。

咽的侧面观

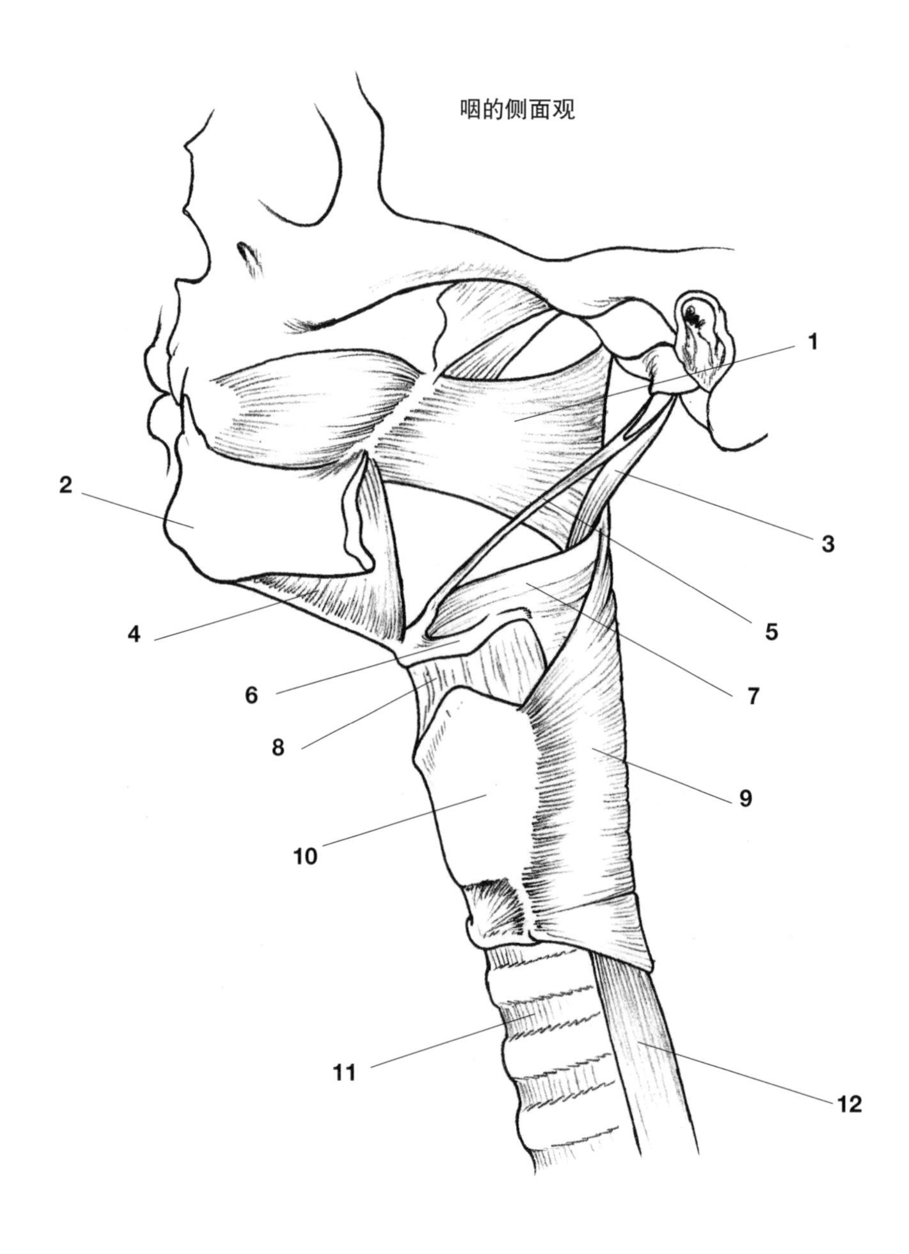

关键词：1. 咽上缩肌；**2.** 下颌骨；**3.** 茎突咽肌；**4.** 下颌舌骨肌；**5.** 茎突舌骨韧带；**6.** 舌骨；**7.** 咽中缩肌；**8.** 甲状舌骨膜；**9.** 咽下缩肌；**10.** 喉；**11.** 气管；**12.** 食管。

咽的内部结构（咽后壁打开，后面观）

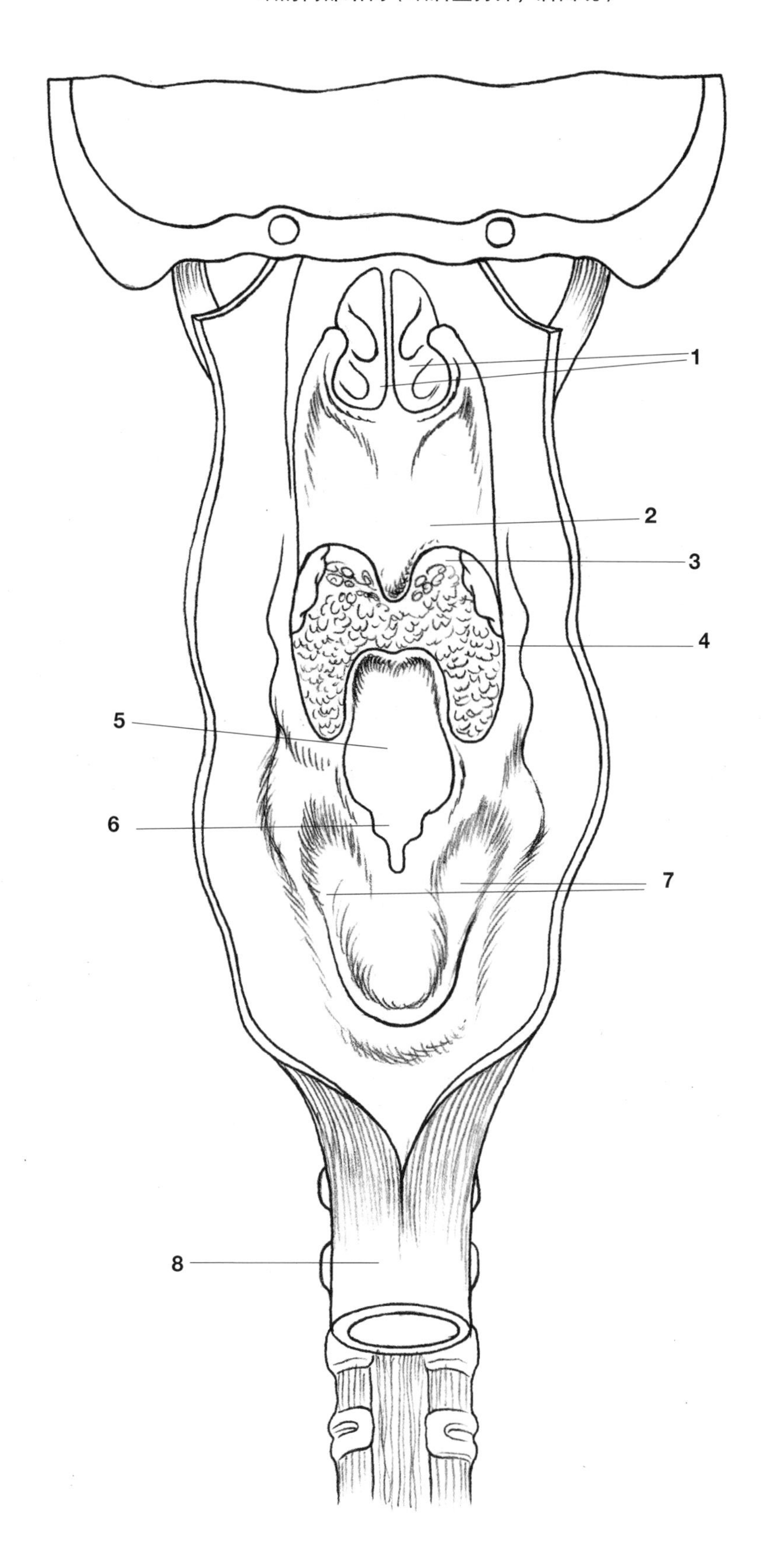

关键词：1. 鼻后孔；**2.** 软腭；**3.** 口咽峡；**4.** 腭咽弓；**5.** 会厌；**6.** 喉口；**7.** 梨状隐窝；**8.** 食管。

食管

食管长约10in（约25cm），并将食物团从咽输送到胃。它起始于第六颈椎水平处的环状软骨的下缘，在第十胸椎水平处穿过膈肌中的食管裂孔。食管上有三个狭窄（“自然”收缩）：食管上狭窄（第一狭窄）位于环咽肌水平，中狭窄（第二狭窄）位于主动脉弓与气管交叉处的后方，下狭窄（第三狭窄）穿过膈肌的食管裂孔处。食管的上1/3由横纹肌组成，下2/3逐渐被平滑肌替代。食管的下1/3是门腔血管吻合处。

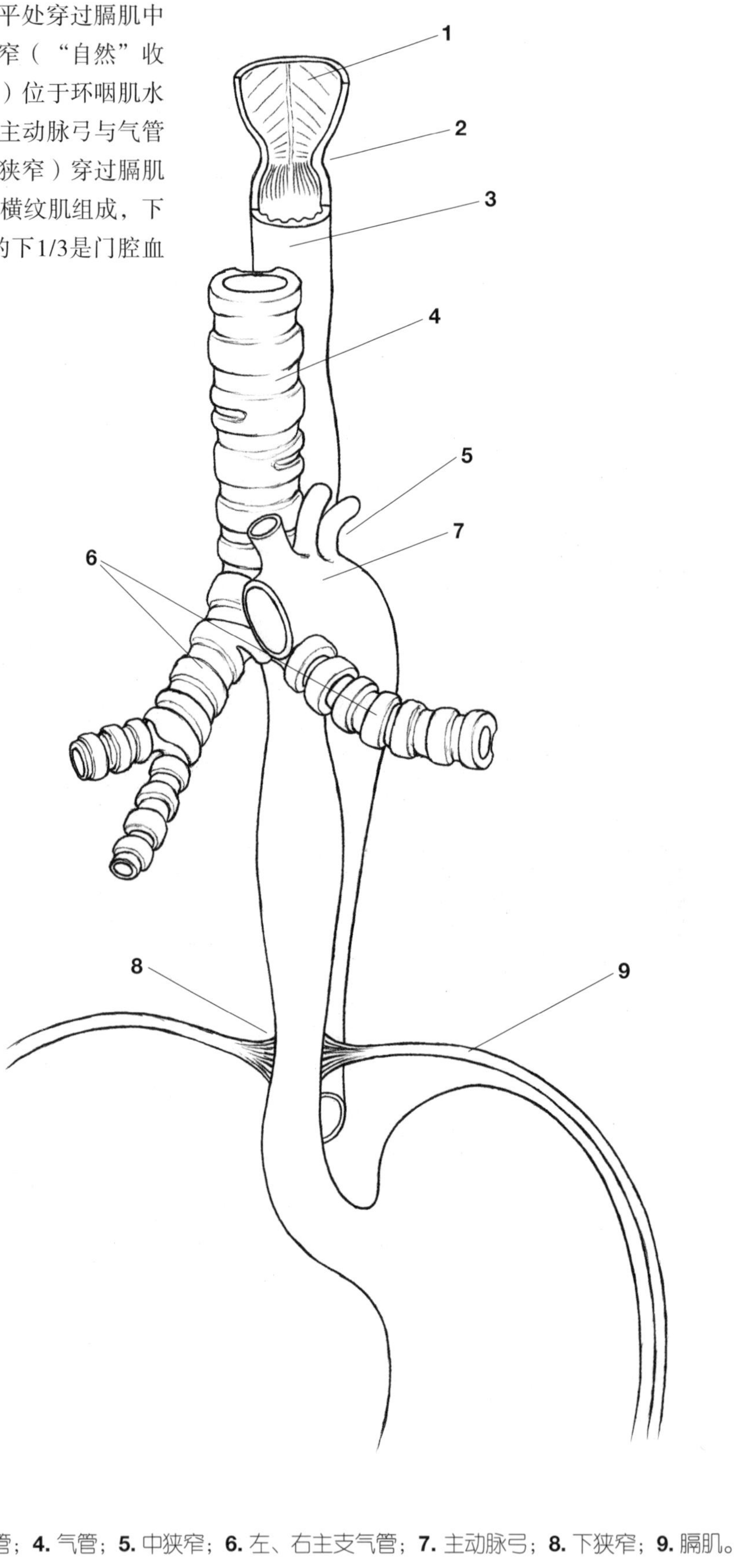

关键词：1. 咽；**2.** 上狭窄；**3.** 食管；**4.** 气管；**5.** 中狭窄；**6.** 左、右主支气管；**7.** 主动脉弓；**8.** 下狭窄；**9.** 膈肌。

胃

胃涉及食物的化学和机械消化，并将食糜间歇地排放到十二指肠中。它由以下部分组成：贲门（与食管连续）、胃底（在贲门左侧）、胃体、幽门窦和幽门。胃小弯附着于小网膜，胃大弯附着于大网膜。胃的前方与膈肌、腹壁和肝下面相邻。胃的后方通过网膜囊与胰分离。胃的形状随其内容和身体姿势而变化，其具有约2.5pt（约1.2L）的容量。胃壁由平滑肌组成，其中部分环形纤维形成幽门括约肌。

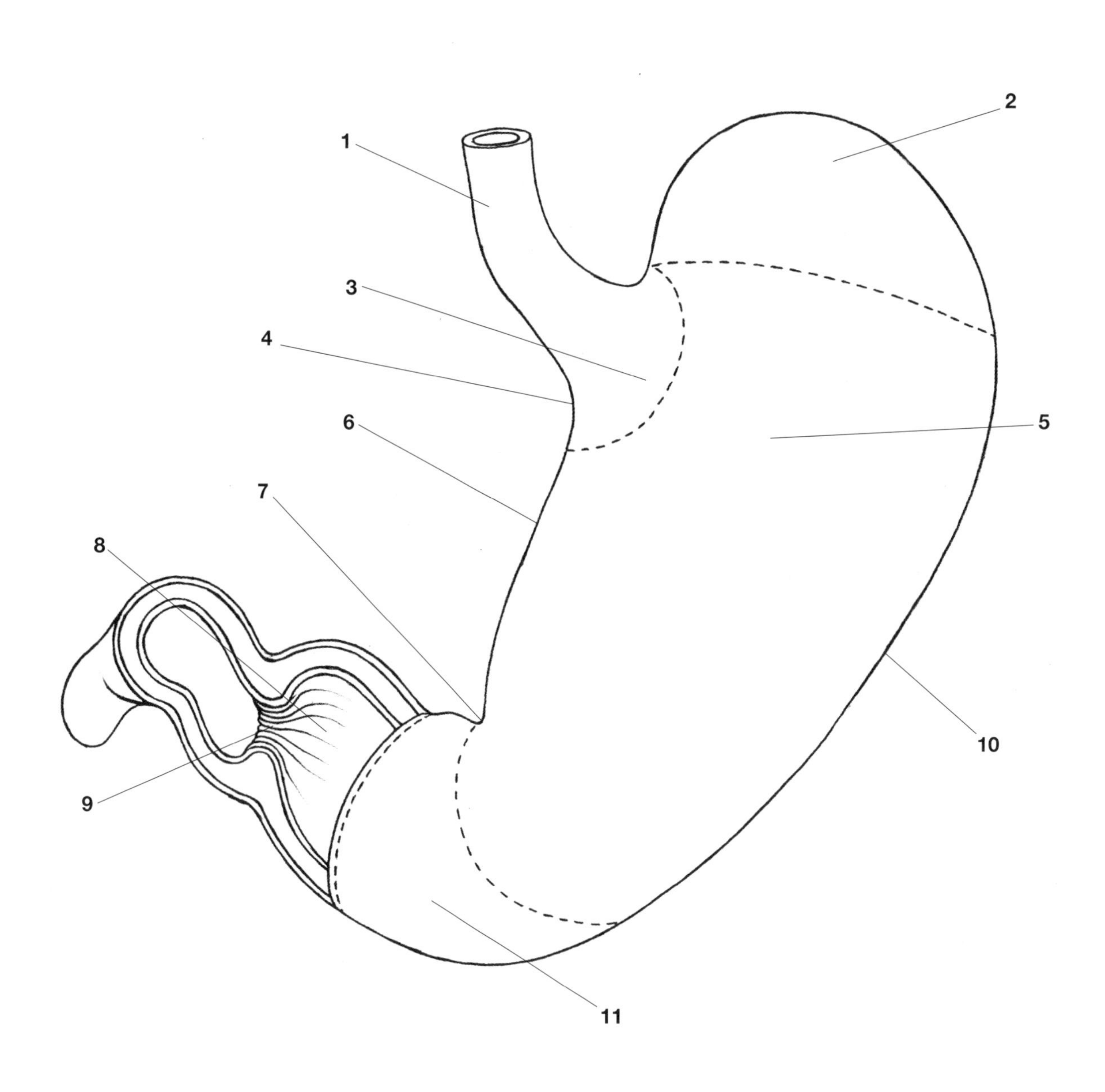

关键词：1. 食管腹段；**2.** 胃底；**3.** 贲门；**4.**食管、胃连接处；**5.** 胃体；**6.** 胃小弯；**7.** 角切口；**8.** 幽门管；**9.** 幽门括约肌；**10.** 胃大弯；**11.** 幽门窦。

肝

肝是人体内最大的腺体，重约53oz（约1.5kg）。肝位于右季肋区的肋弓深面并延伸到左季肋区。它有镰状韧带（包含肝圆韧带），右、左三角韧带，冠状韧带和静脉韧带。这些韧带将肝上面分成左右两叶，下面再被分为方叶和尾状叶。肝门是肝门静脉和肝固有动脉的进入点，也是左、右肝管的出口。左、右肝管形成肝总管，再与胆囊管形成胆总管。胆囊窝位于右叶的下表面。

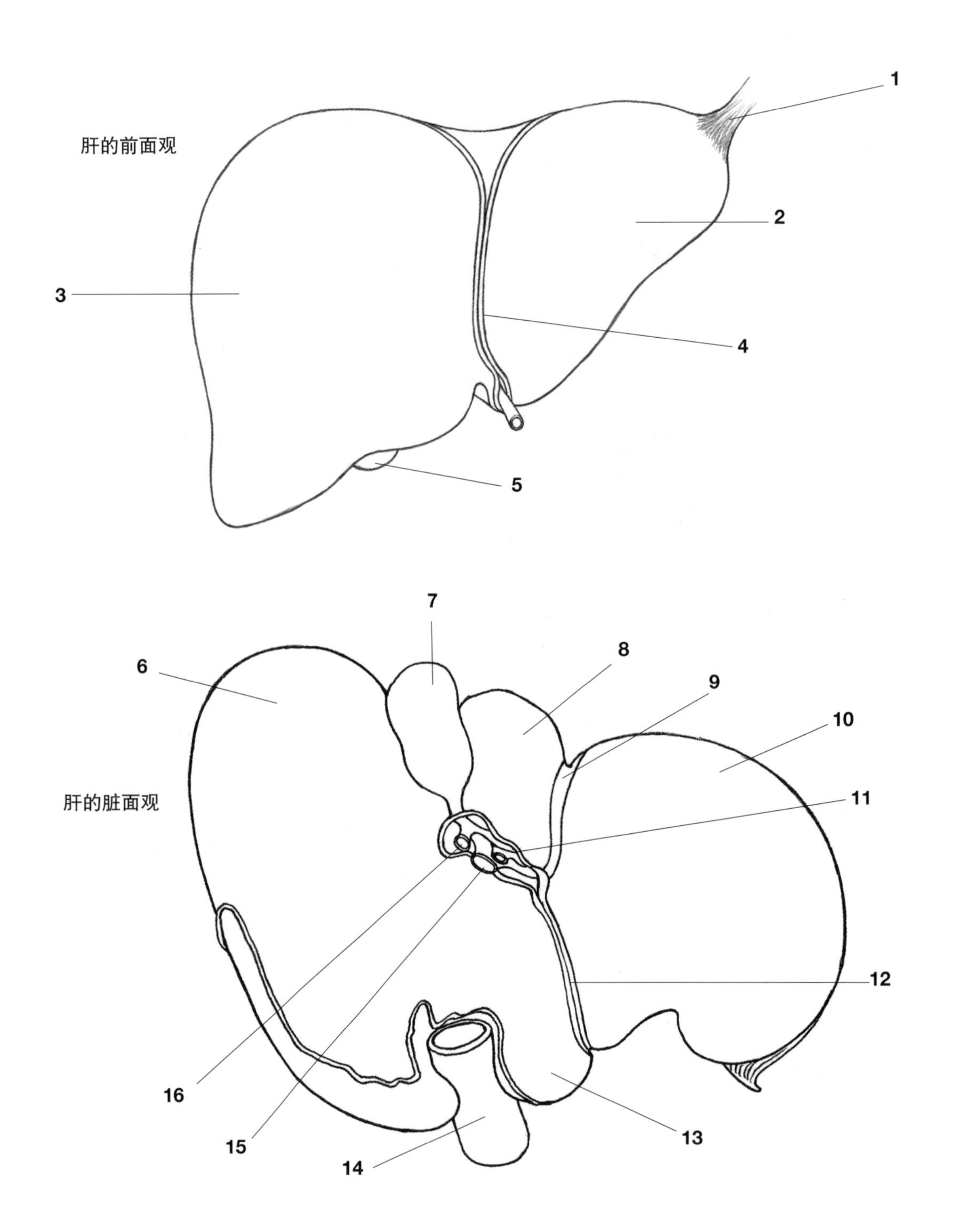

关键词： **1.** 左三角韧带；**2.** 左叶；**3.** 右叶；**4.** 镰状韧带；**5.** 胆囊；**6.** 右叶；**7.** 胆囊；**8.** 方叶；**9.** 肝圆韧带的附着处；**10.** 左叶；**11.** 肝固有动脉；**12.** 静脉韧带的附着处；**13.** 尾状叶；**14.** 下腔静脉；**15.** 肝门静脉；**16.** 胆总管。

胆道

十二指肠约10in（约25cm）长。它主要位于腹膜后，并在胰头周围形成C形弯曲。十二指肠分为四个部分：上部、降部、水平部和升部。胆总管连接主胰管，并开口于十二指肠降部后内侧壁的十二指肠大乳头，开口周围有奥迪（Oddi）括约肌。

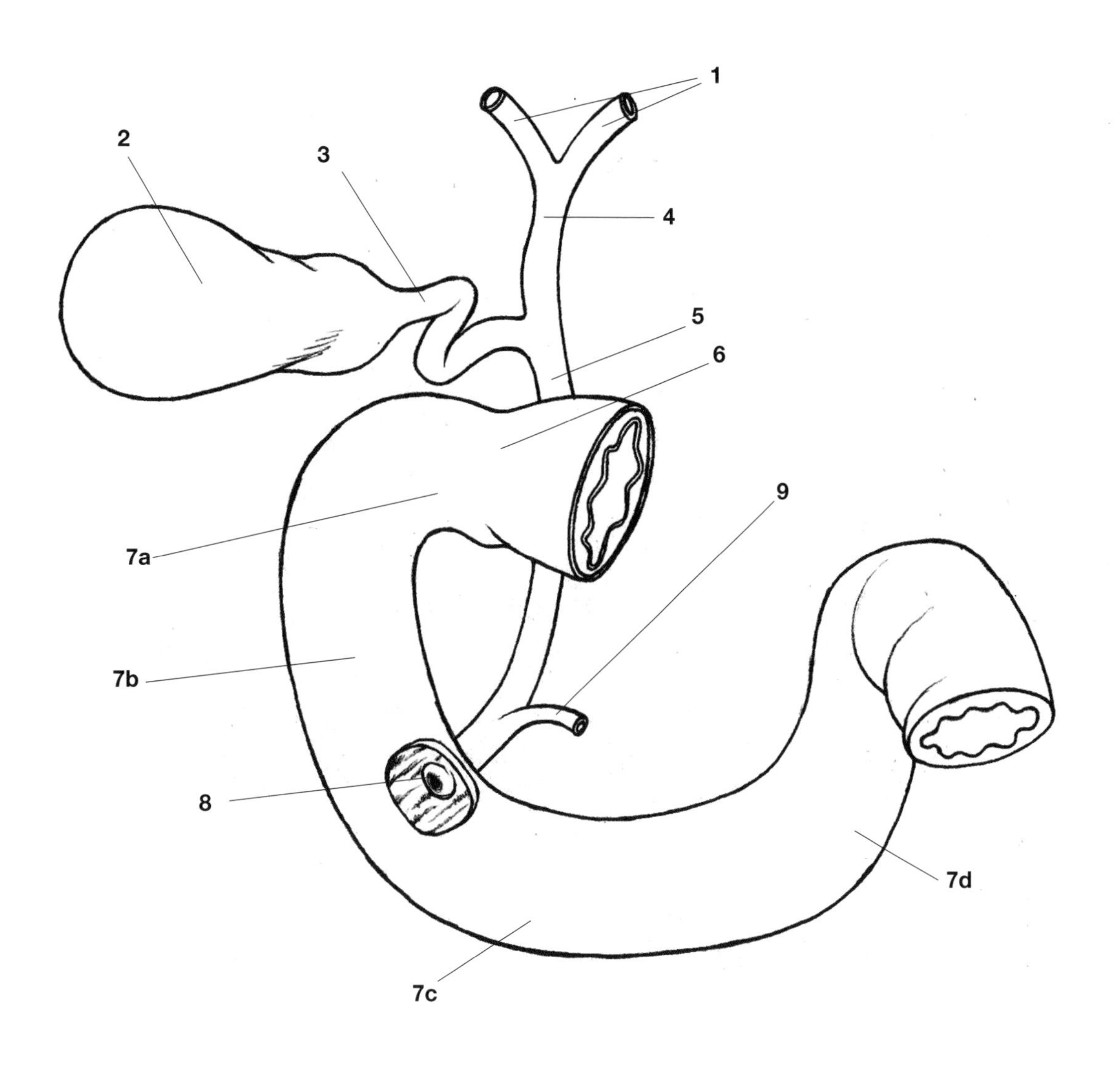

关键词：1. 左、右肝管；**2.** 胆囊；**3.** 胆囊管；**4.** 肝总管；**5.** 胆总管；**6.** 幽门；**7.**十二指肠（7a上部，7b降部，7c水平部，7d升部）；**8.** 十二指肠大乳头；**9.** 主胰管。

胰

胰是横跨在脊柱前方的腹膜后器官，具有胰头、钩突、胰颈、胰体和胰尾。它通过胰管将消化酶分泌到十二指肠。副胰管开口在十二指肠大乳头附近。

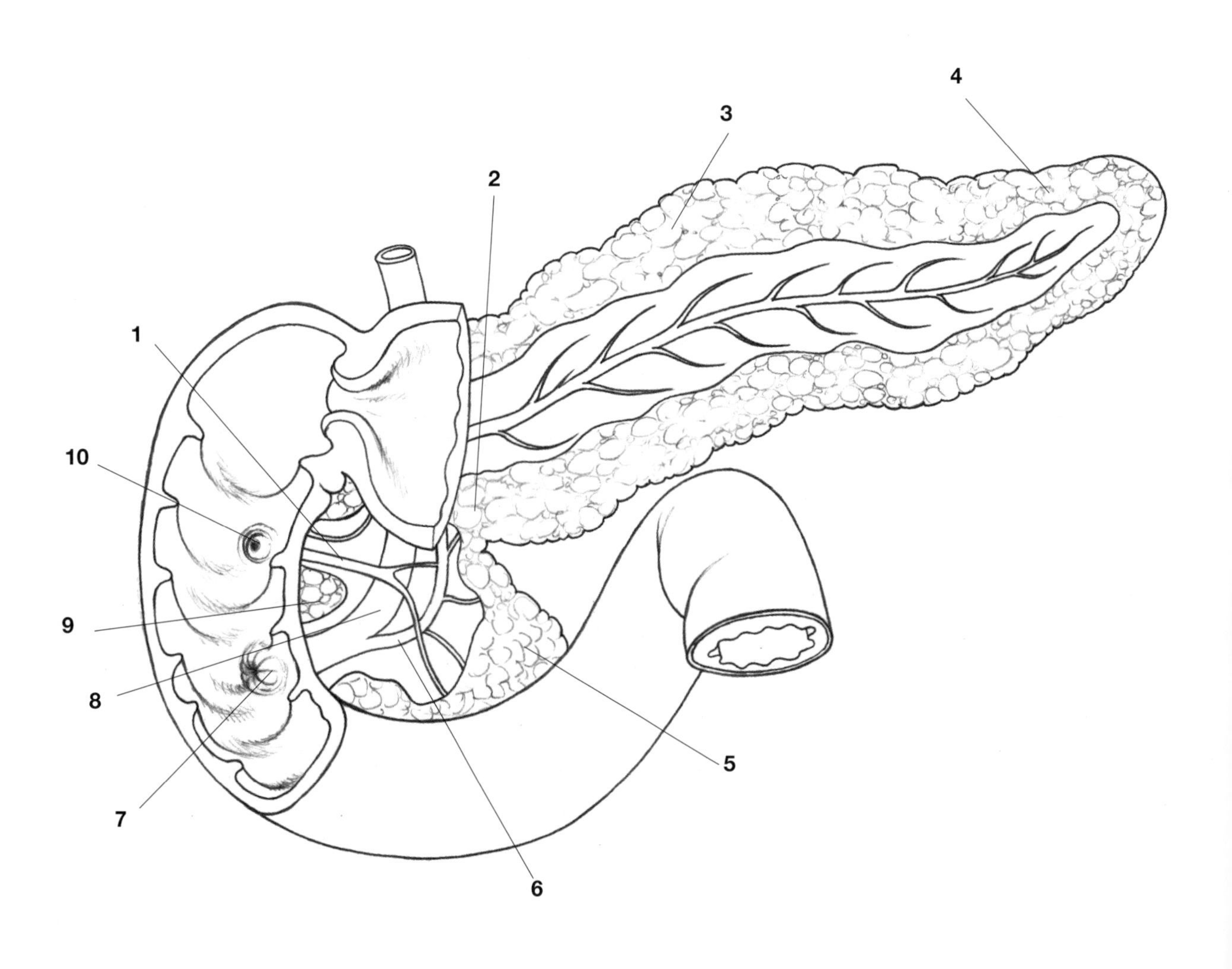

关键词：1. 胰腺副导管；**2.** 胰颈；**3.** 胰体；**4.** 胰尾；**5.**胰腺钩突；**6.** 主胰管；**7.**十二指肠大乳头；**8.** 胆总管；**9.** 胰头；**10.** 十二指肠小乳头。

空肠和回肠

空肠开始于十二指肠空肠曲，构成小肠的2/5，食物主要在空肠消化和吸收。整个小肠的长度平均为20ft（约6m）。空肠比回肠管径更宽、血管更丰富。回肠是小肠另外的3/5，终止于右髂窝，通过回盲瓣进入盲肠。淋巴小结存在于回肠的黏膜下层中。盲肠是完全被腹膜覆盖的扩大的囊袋，结肠的三条结肠带会聚到其后内侧部分。阑尾的位置多变，附有一个比自身短的肠系膜。

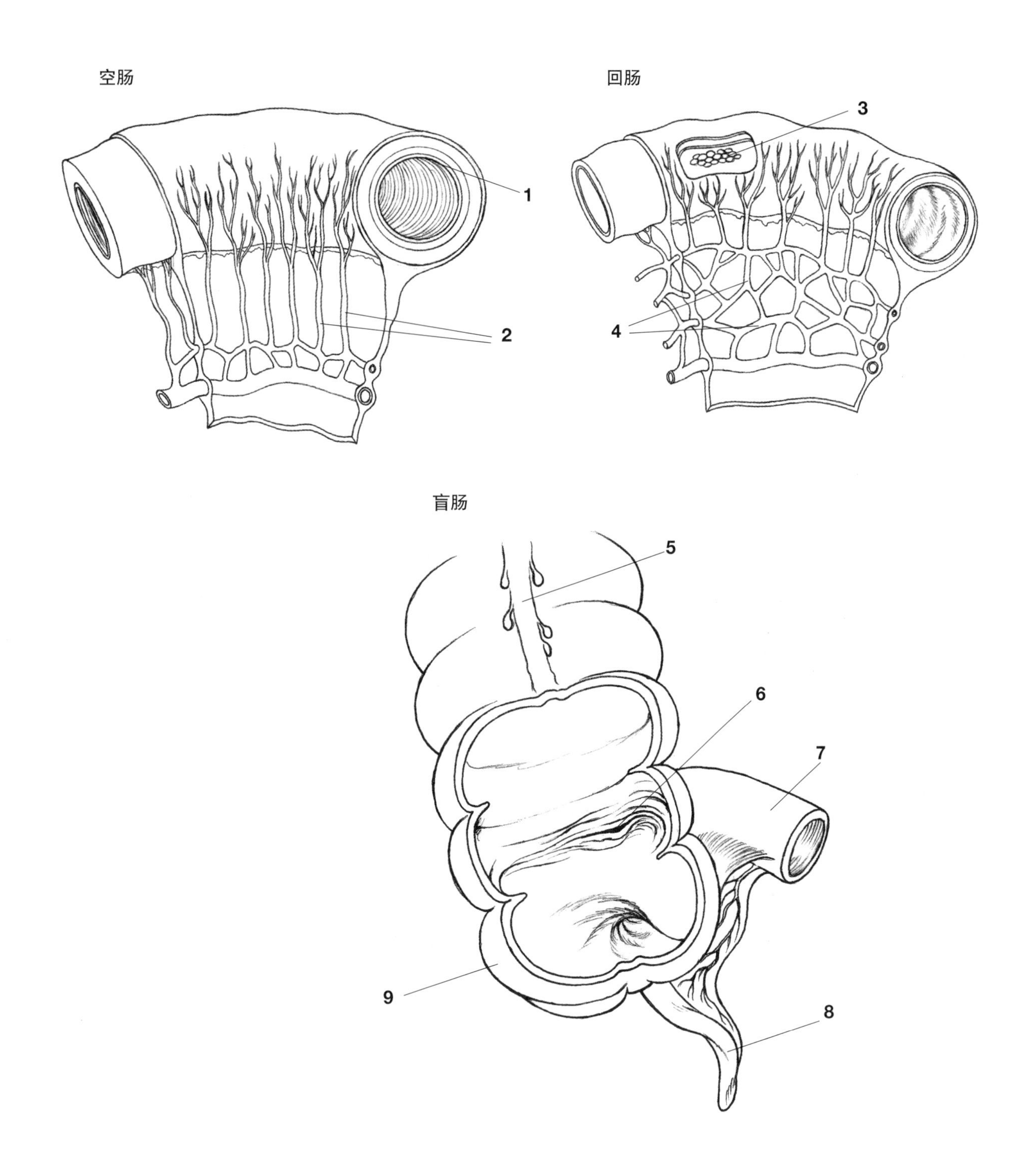

关键词：1. 环形褶皱；**2.** 长直动脉；**3.** 淋巴小结；**4.** 复杂血管弓；**5.** 结肠带；**6.** 回盲瓣开口；**7.**回肠末端；**8.** 阑尾；**9.** 盲肠。

结肠

结肠从盲肠延伸到肛门，长度大约6ft（约1.8m）。包括盲肠和阑尾、升结肠、横结肠、降结肠、乙状结肠、直肠和肛管。腹膜被覆升结肠和降结肠的前面和内外侧面；被覆横结肠和乙状结肠的全面，故它们具有肠系膜。区分大肠与小肠的特征包括结肠带（纵向平滑肌形成的三条带），结肠袋（由于结肠带短于肠管而形成）和肠脂垂（从肠壁上突出的脂肪组织）。大肠的主要功能是水和电解质的再吸收。

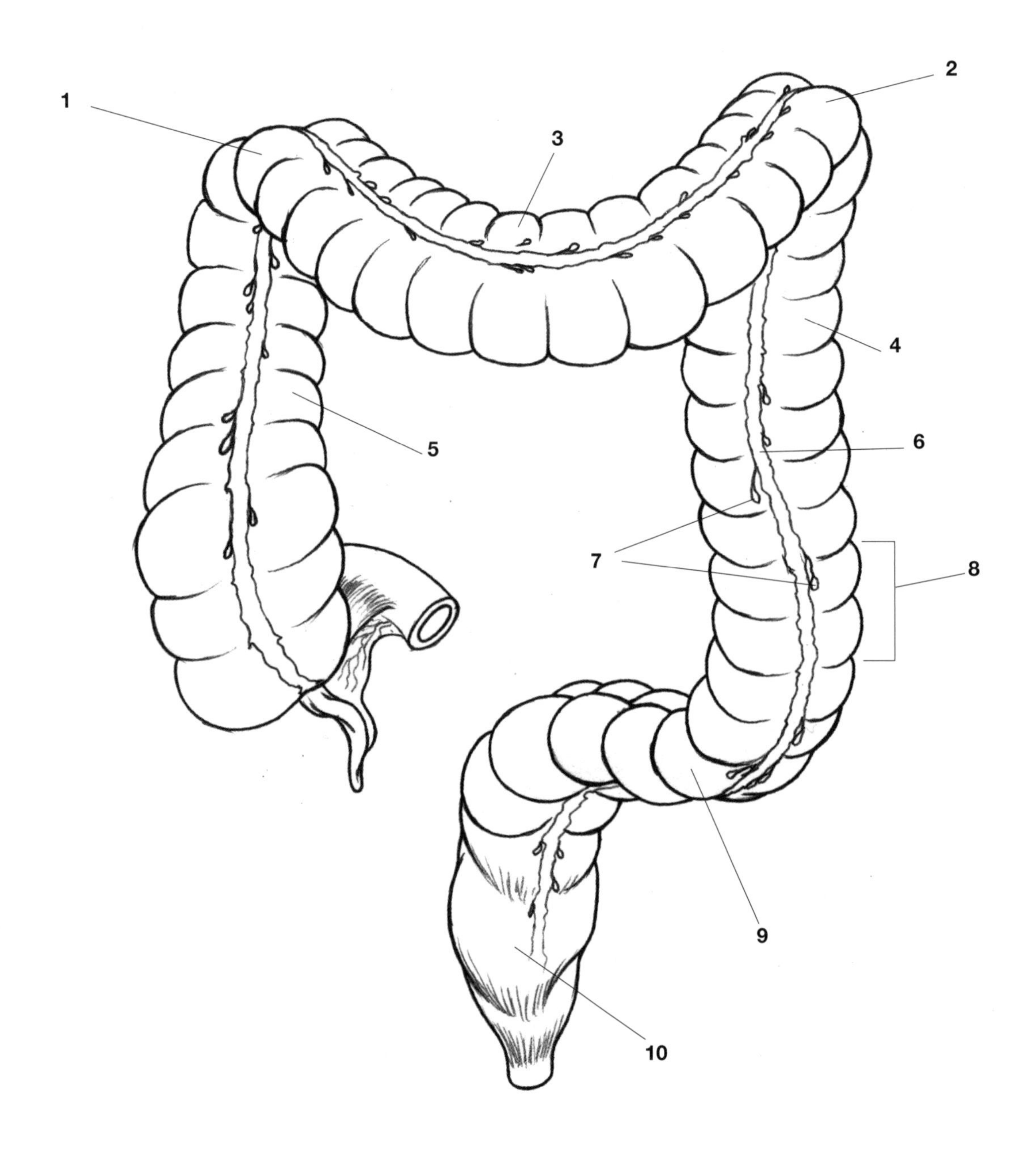

关键词： **1.** 结肠的肝曲；**2.** 结肠的脾曲；**3.** 横结肠；**4.** 降结肠；**5.** 升结肠；**6.** 结肠带；**7.** 肠脂垂；**8.** 结肠袋；**9.** 乙状结肠；**10.** 直肠。

直肠

直肠在第三骶椎前方，始于乙状结肠，通过骶骨的凹陷向下，并在尾骨处向前转而扩张成壶腹部，稍后直肠向后弯曲穿过盆膈和耻骨直肠肌的悬挂移行为肛管，最后向后下方延续到肛门，开口至体外。肛管的上部来源于内胚层，被结肠黏膜覆盖，有10多个纵向褶皱（肛柱），弯曲到管腔中。肛管的下部来源于外胚层，由皮肤覆盖。齿状（白）线分隔皮肤与黏膜。

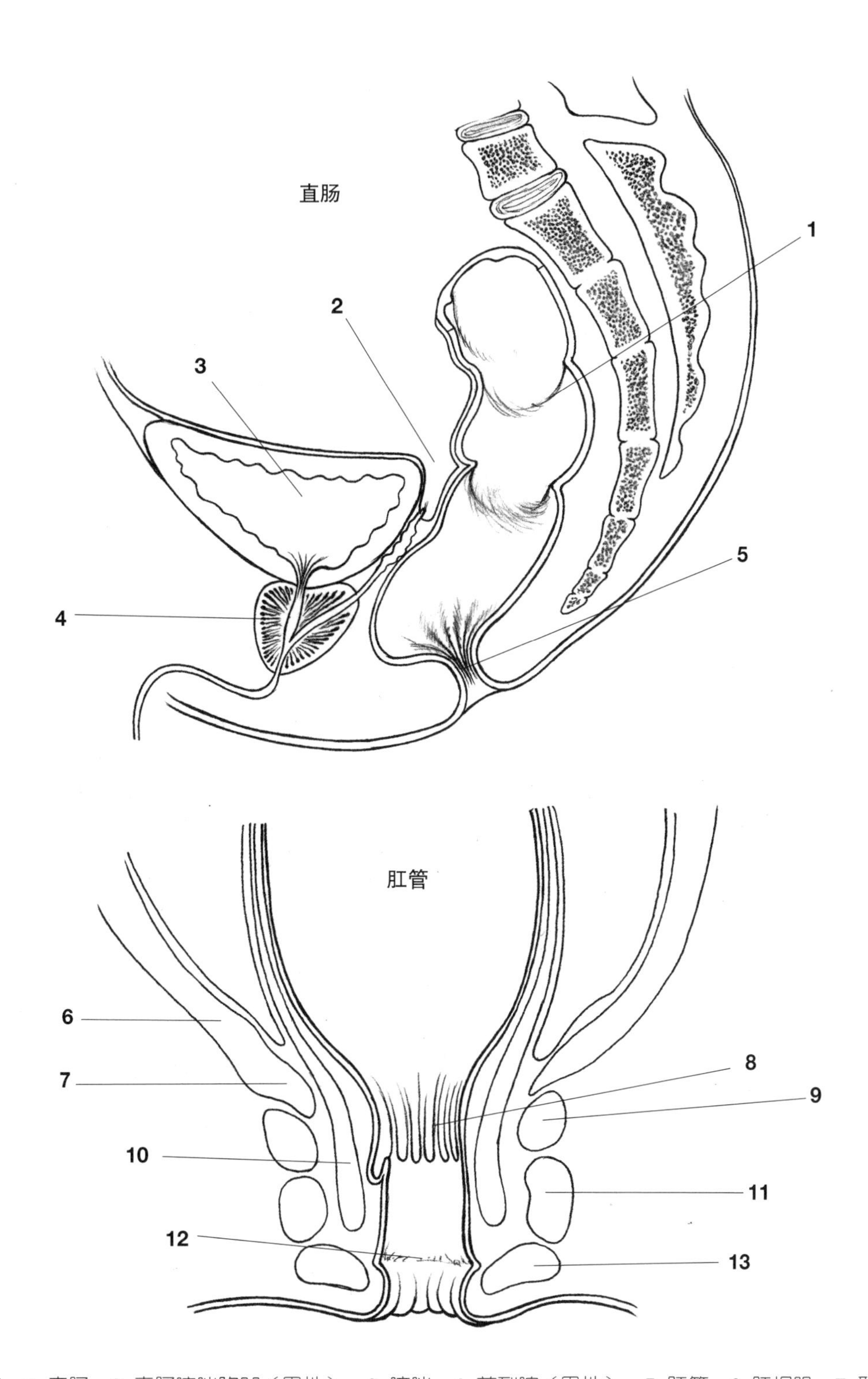

关键词：1. 直肠；**2.** 直肠膀胱陷凹（男性）；**3.** 膀胱；**4.** 前列腺（男性）；**5.** 肛管；**6.** 肛提肌；**7.** 耻骨直肠肌；**8.** 肛柱；**9.** 肛门外括约肌深部；**10.** 肛门内括约肌；**11.** 肛门外括约肌浅部；**12.** 齿状线；**13.**肛门外括约肌皮下部。

泌尿系统

泌尿系统包括肾、输尿管、膀胱和尿道。男性泌尿和生殖器有一个共同的终端通道至体外。肾位于后腹壁，肾门位于第一腰椎水平。因为肝在右侧，所以右肾稍微低于左肾。每侧的肾盂延续为输尿管。输尿管沿着腰椎的横突尖下行。输尿管有三处狭窄，分别是输尿管起始处、跨过骨盆处和输尿管口。

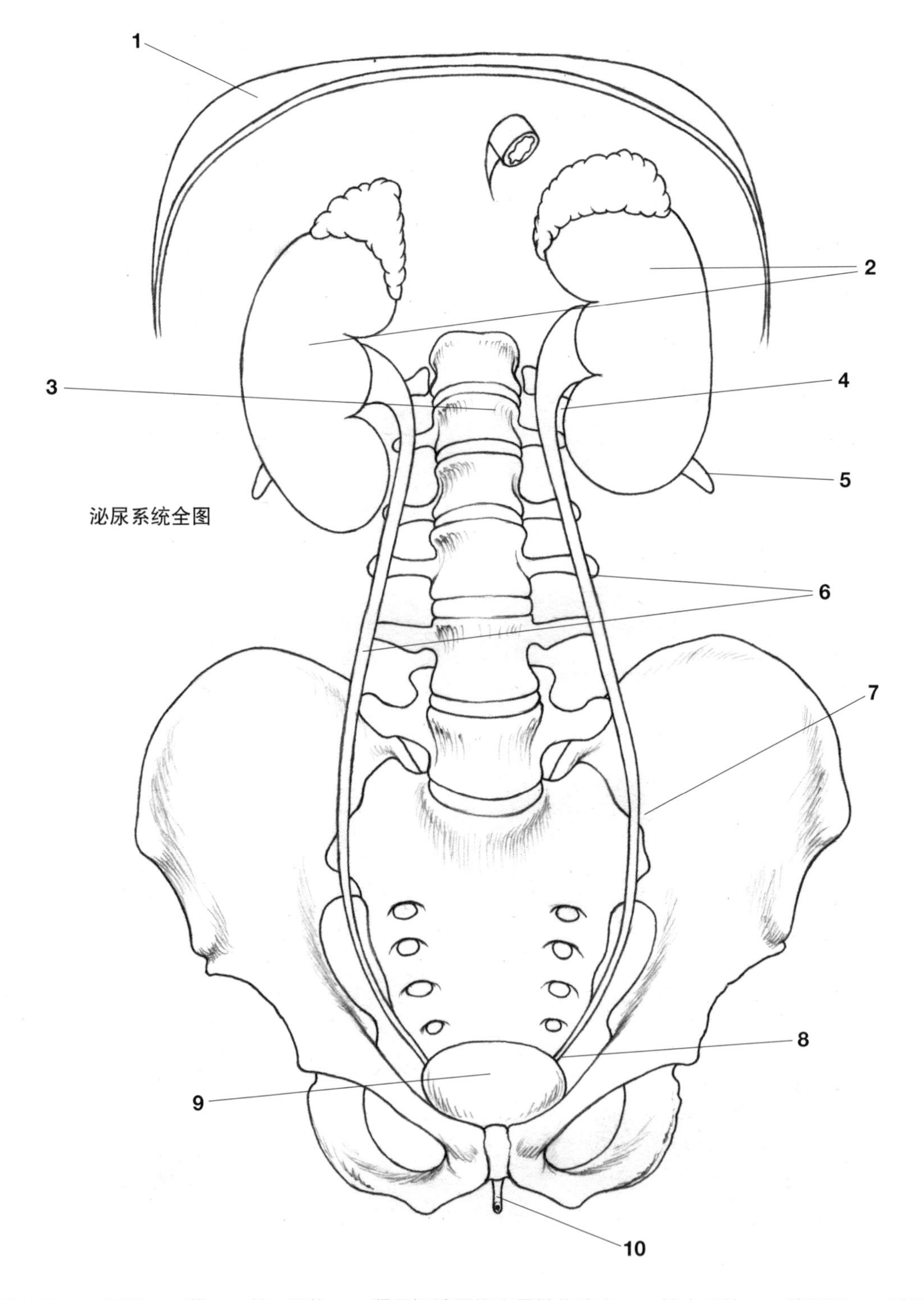

泌尿系统全图

关键词： **1.** 膈肌；**2.** 肾；**3.** 第一腰椎；**4.** 肾盂与输尿管交界处的狭窄；**5.** 第十二肋；**6.** 输尿管；**7.** 输尿管在骨盆入口处的狭窄；**8.** 输尿管口的狭窄；**9.** 膀胱；**10.** 尿道。

肾

肾的前方被腹膜覆盖，两侧的比邻关系不同。后方它们都与膈肌、第十二肋、腰方肌和腰大肌，以及腰部筋膜相邻。上极邻近肾被膜之外的肾上腺。肾除了产生尿液，还产生激素和肾素酶。每个肾有皮质和髓质两部分，髓质的肾锥体经肾盏汇聚至肾盂。每个肾小盏接受一个肾乳头。每侧肾门有肾静脉的属支、肾动脉的分支及肾盂通过。

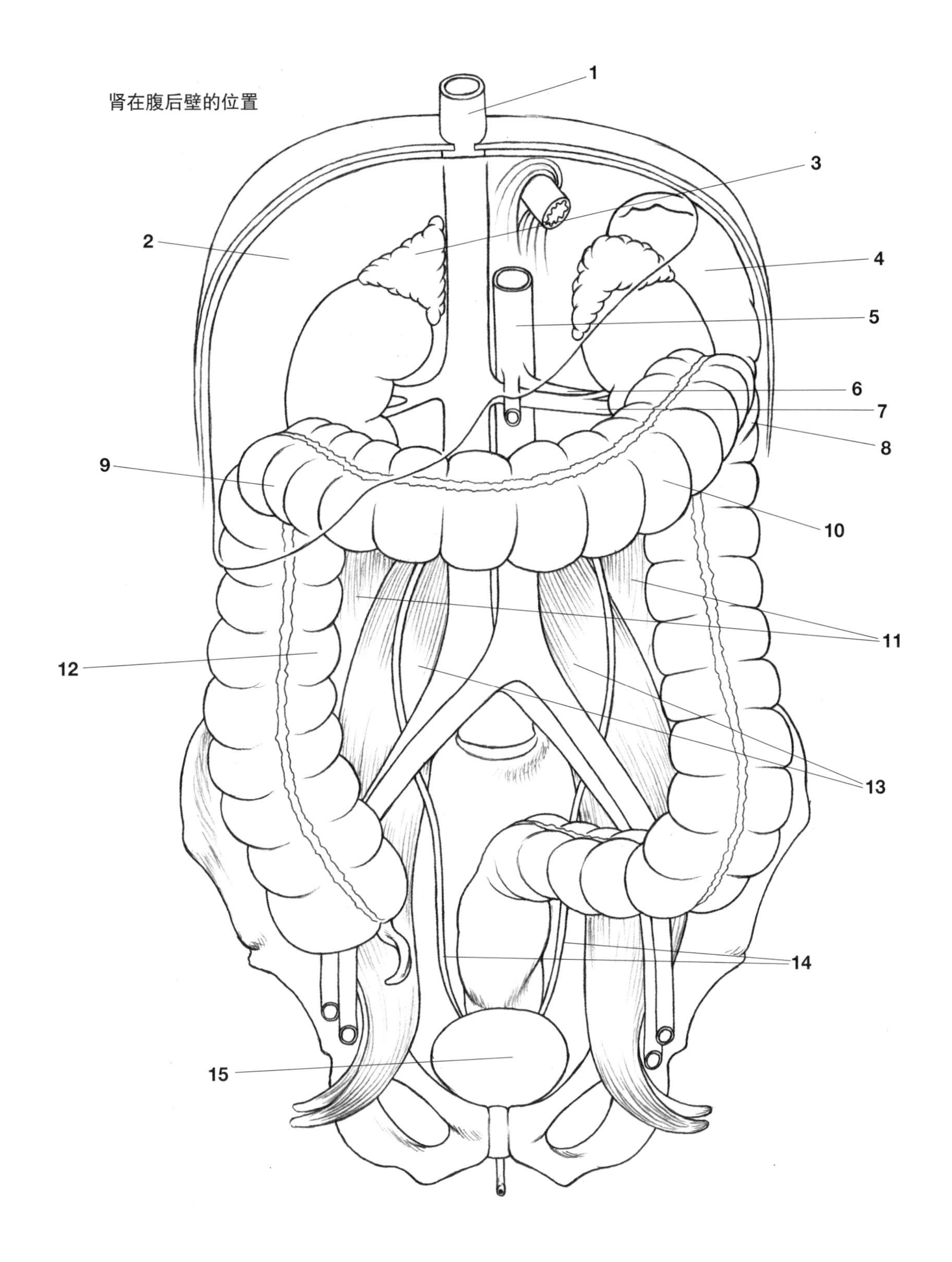

关键词：**1.** 下腔静脉；**2.** 肝；**3.** 肾上腺；**4.** 脾；**5.** 腹主动脉；**6.** 肾动脉；**7.** 肾静脉；**8.** 结肠的脾曲；**9.** 结肠的肝曲；**10.** 横结肠；**11.** 腰方肌；**12.** 升结肠；**13.** 腰大肌；**14.** 输尿管；**15.** 膀胱。

肾的内部结构

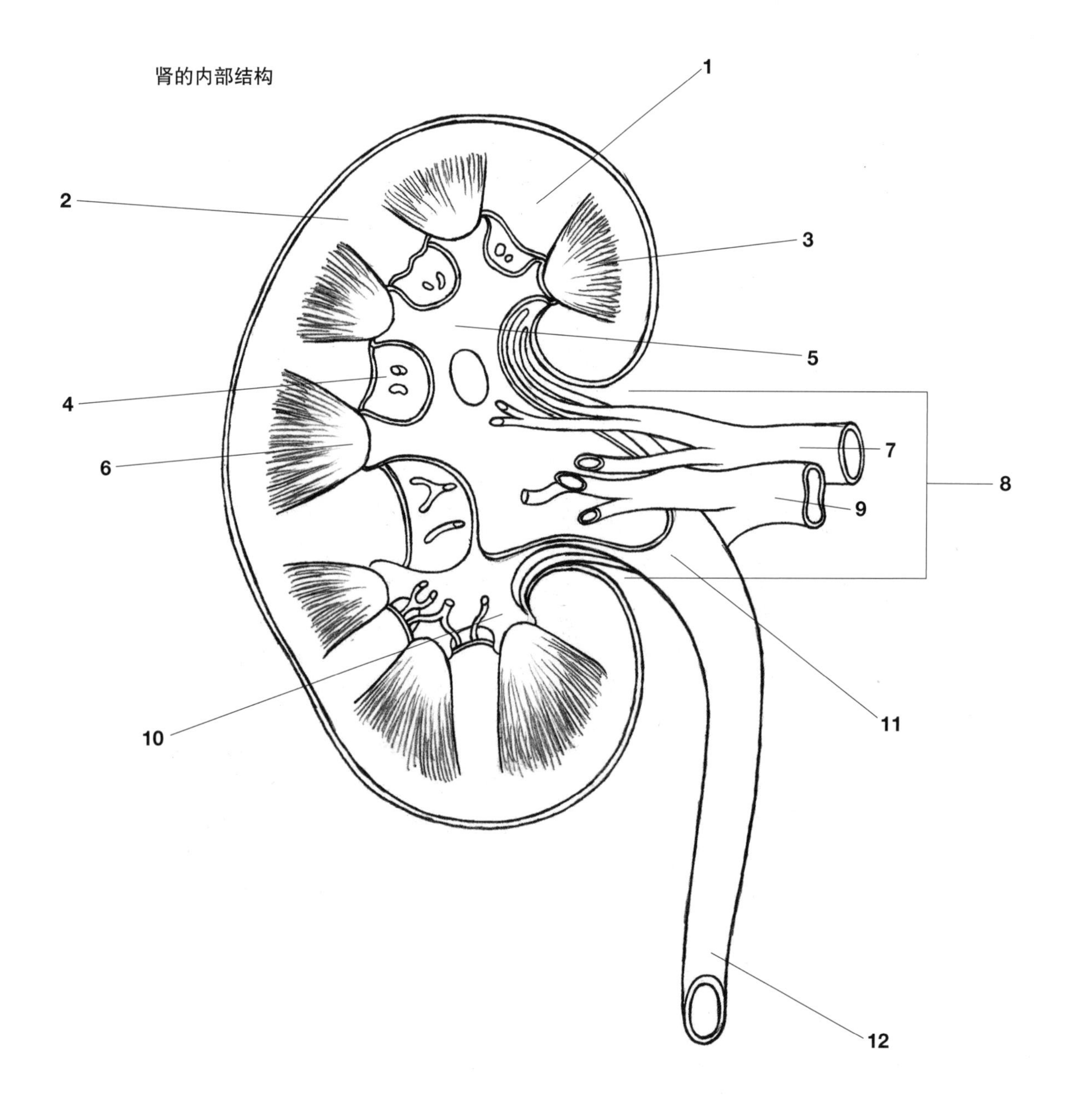

关键词：1. 肾柱；**2.** 皮质；**3.** 髓质；**4.** 肾窦；**5.** 肾大盏；**6.** 肾乳头；**7.** 肾动脉；**8.** 肾门；**9.** 肾静脉；**10.** 肾小盏；**11.** 肾盂；**12.** 输尿管。

膀胱

膀胱位于骨盆的耻骨联合后面。其顶点通过脐正中韧带（脐尿管）和脐中间韧带（闭塞的脐动脉）与脐部连接。膀胱三角形的底部（膀胱三角）附着于盆底。尿道内口开口在三角形的前下端，而输尿管倾斜地在两个后侧角进入。输精管沿途越过脐内侧韧带、输尿管。膀胱基底部通过直肠膀胱陷凹（男性）或直肠子宫陷凹（女性）与直肠相邻。男性的射精管开口于尿道前列腺部。

矢状切面显示盆腔中的膀胱

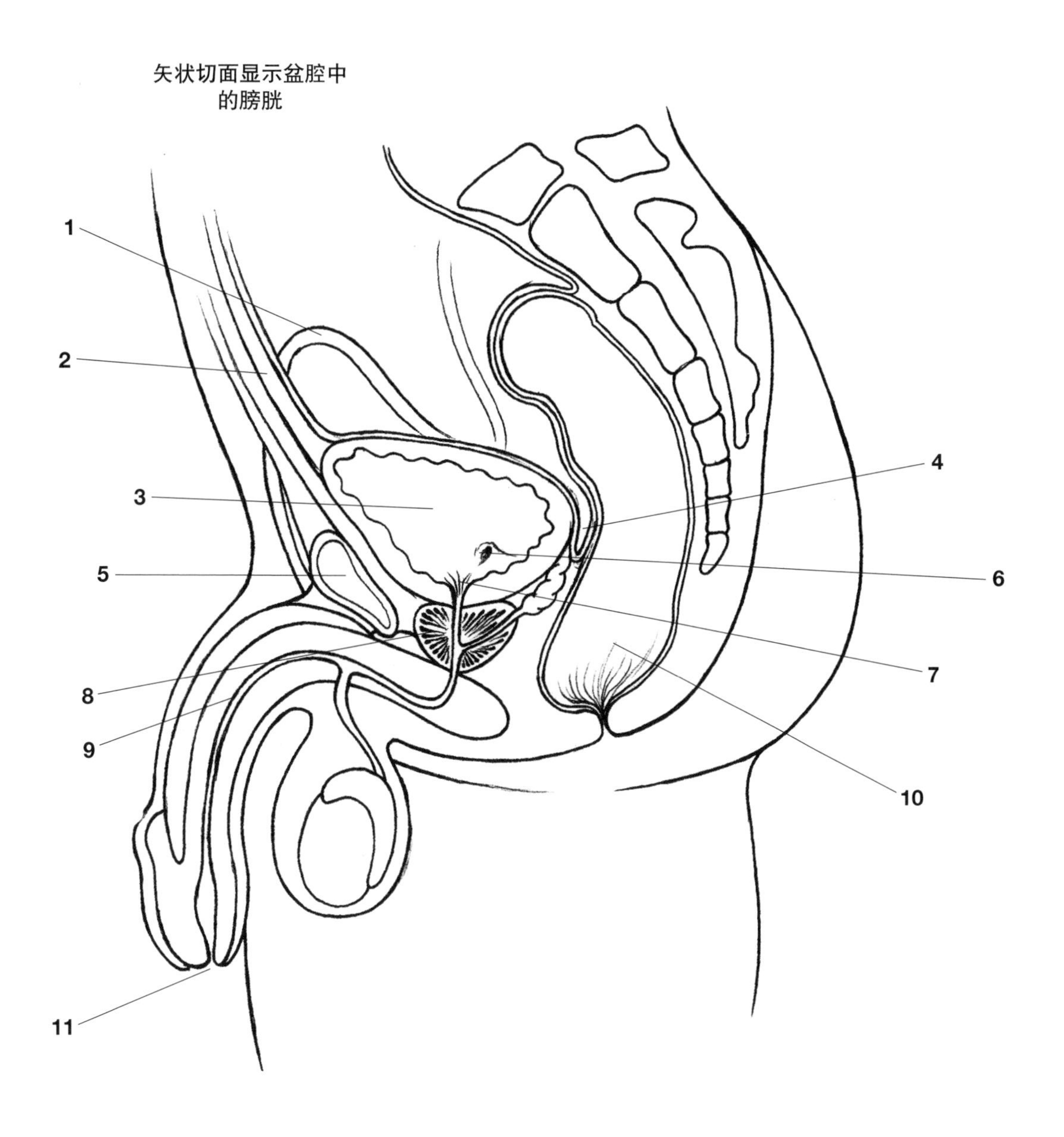

关键词：1. 输精管；**2.** 脐正中韧带；**3.** 膀胱；**4.** 直肠膀胱陷凹；**5.** 耻骨；**6.** 输尿管口；**7.** 尿道内口；**8.** 前列腺；**9.** 尿道；**10.** 直肠；**11.** 尿道外口。

冠状切面显示膀胱的内
部结构

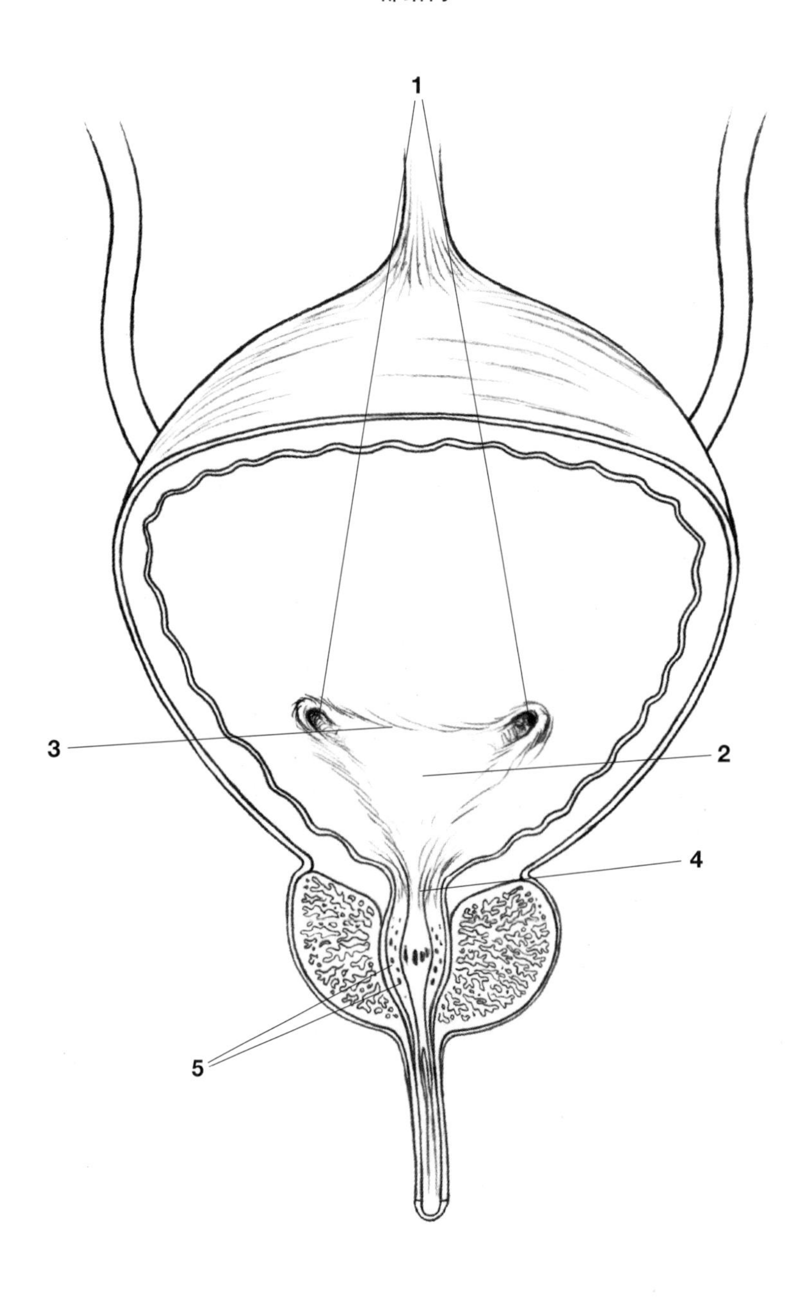

关键词：1. 输尿管口；**2.** 膀胱三角；**3.** 输尿管间襞；**4.** 尿道内口；**5.** 前列腺管开口。

生殖系统

女性生殖系统概述

女性生殖系统（或女性生殖器）有多种功能：负责产生繁殖所必需的卵母细胞（卵子），促进繁殖的发生；产生女性性激素，如雌激素和孕酮，保持生殖周期，并对体内其他的效应器起直接或间接作用。

女性生殖器官可以细分为内生殖器和外生殖器。内生殖器位于真骨盆腔内，包括阴道，子宫（子宫体、子宫颈），输卵管和卵巢。外生殖器位于真骨盆腔外，包括会阴、阴阜、阴蒂、尿道外口、大阴唇、小阴唇、前庭、前庭大腺和尿道周围区域。

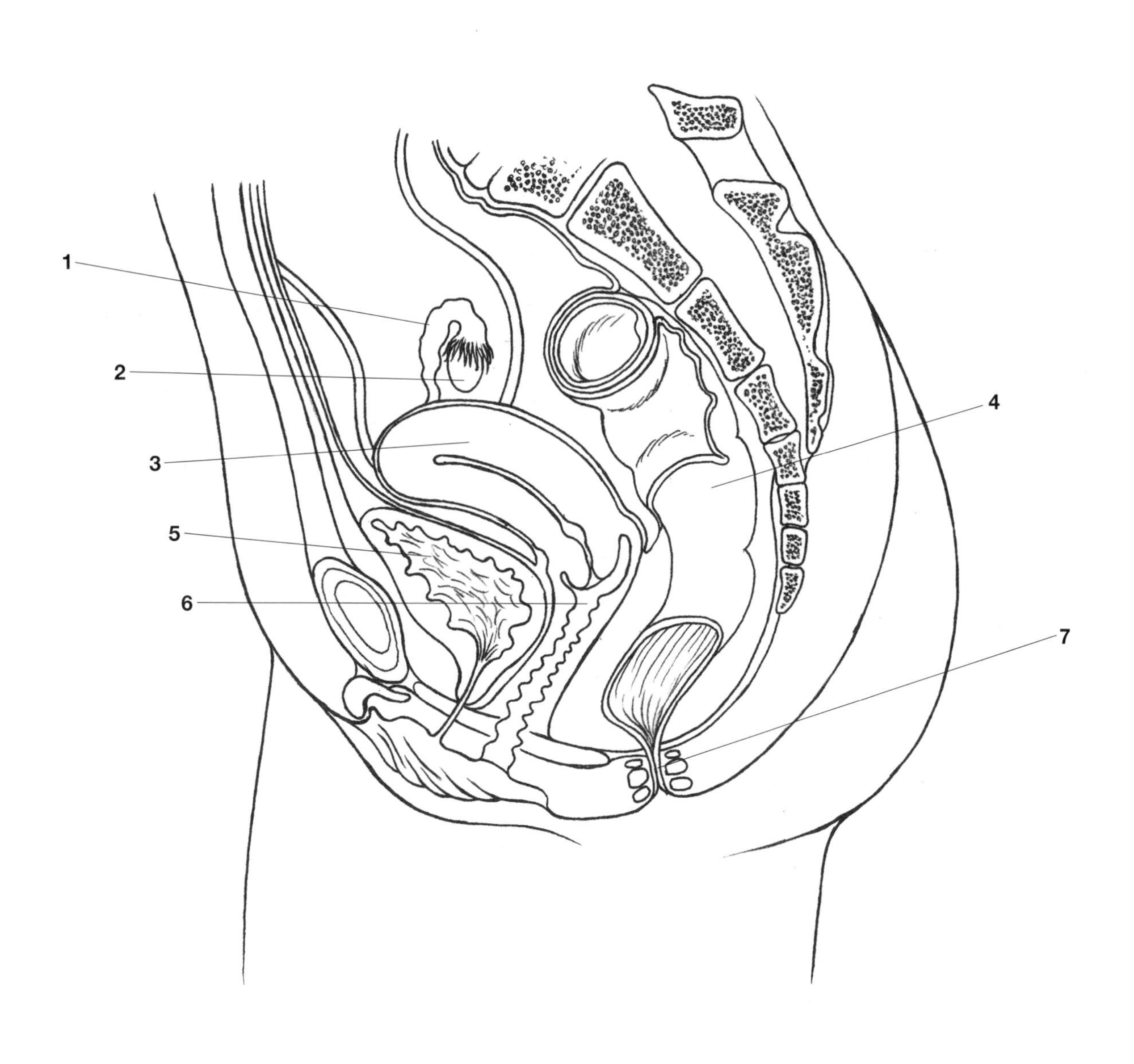

关键词：1. 输卵管；**2.** 卵巢；**3.** 子宫；**4.** 直肠；**5.** 膀胱；**6.** 阴道；**7.** 肛管。

女性内生殖器：子宫、输卵管和卵巢

子宫是具有厚肌纤维壁的中空器官。它分为：①子宫底，由腹膜覆盖的上端；②子宫体，输卵管附着其两侧的子宫角；③伸入阴道的子宫颈，子宫颈包绕阴道的上部称为阴道穹。

输卵管分为以下部分：

· 子宫部　位于子宫壁内。

· 峡部　是最接近子宫的部分，具有非常窄的管腔。

· 壶腹部　位于子宫峡部的两侧，其特征为逐渐变宽。

· 漏斗部　其显著扩大并与腹膜腔相通。

漏斗部在其漏斗形远端边缘有许多指状突起，称为输卵管伞，其中最长的一个附着于卵巢，在排卵时引导卵进入输卵管，称为卵巢伞。卵巢是靠近骨盆侧壁的成对器官。

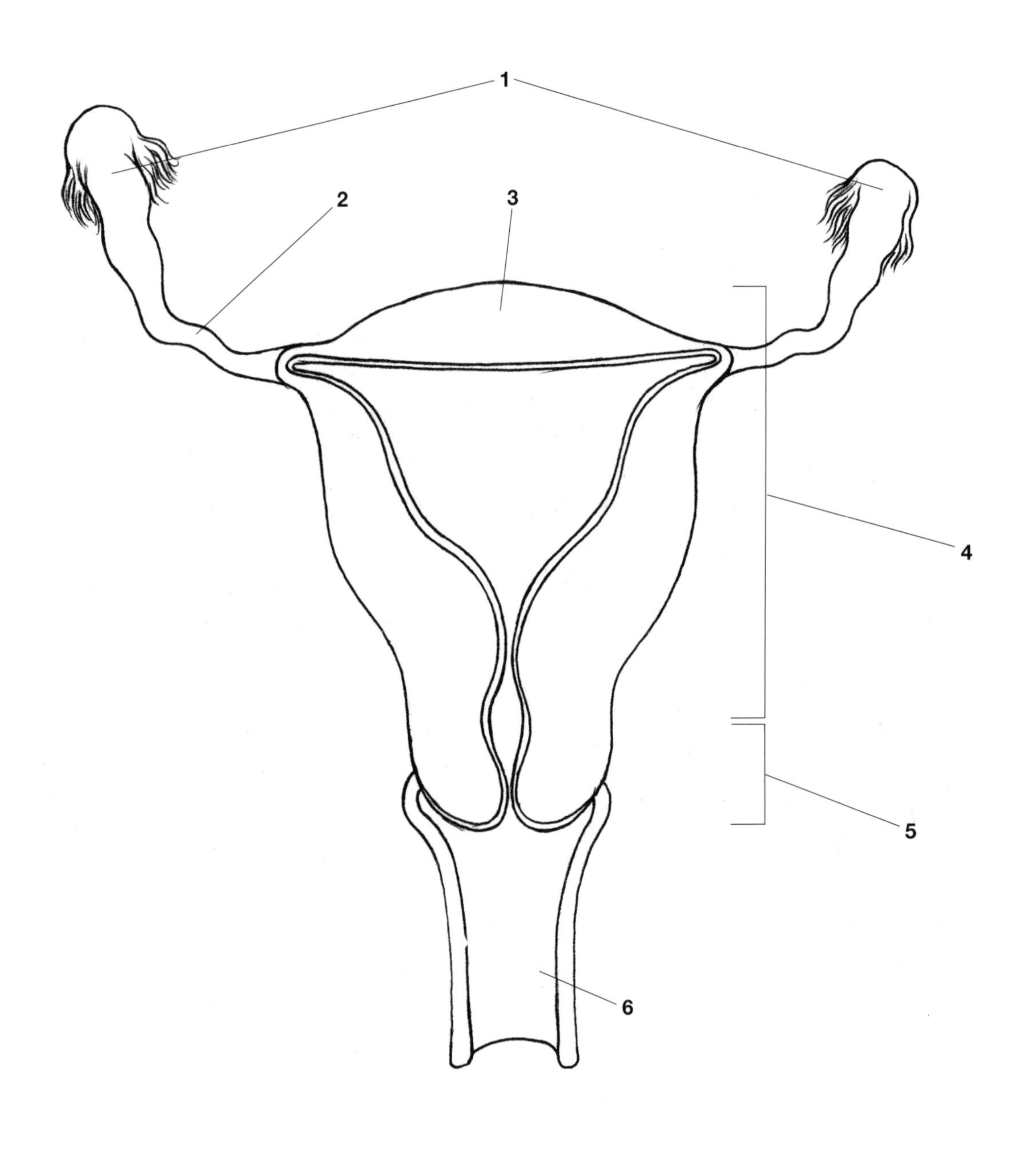

关键词：1. 输卵管腹腔口；**2.** 输卵管；**3.** 子宫底；**4.** 子宫体；**5.** 子宫颈；**6.** 阴道。

会阴

会阴是指位于盆膈下方骨盆出口的区域。如图所示，连接两侧坐骨结节的横向会阴肌，分割会阴成后方一个较大的肛三角和前方一个较小的尿生殖三角。尿生殖三角包含尿道和阴道，肛三角包含肛管和肛门内、外括约肌部。男性的尿生殖三角包含外生殖器。

会阴体是纤维肌性组织块，位于尿生殖三角和肛三角的中线上。它由盆底组织和会阴肌的交叉纤维形成，在维持会阴部结构的完整性方面起重要的作用。

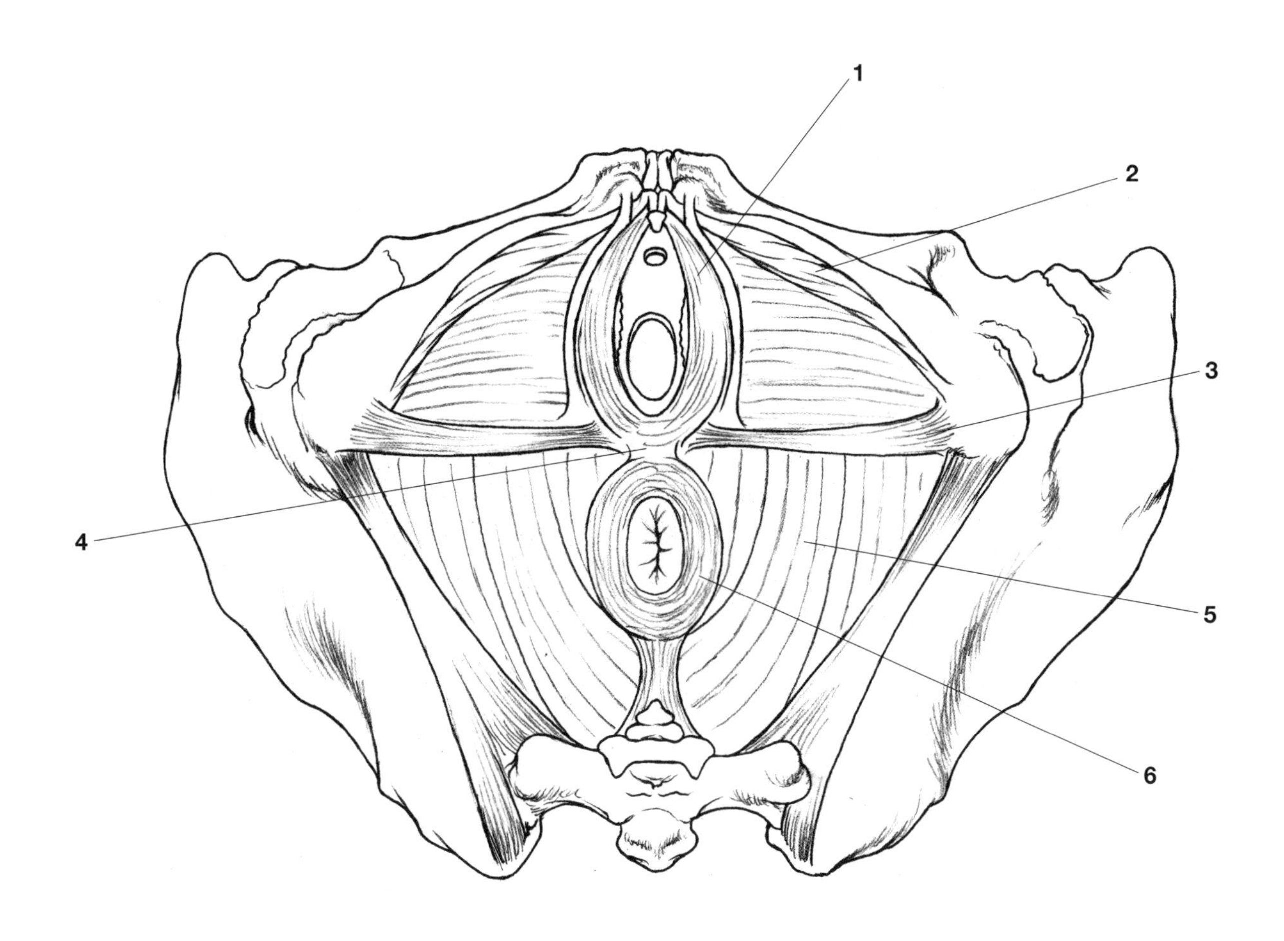

关键词：1. 尿生殖三角；**2.** 坐骨海绵体肌；**3.** 会阴浅、深横肌；**4.** 会阴体；**5.** 肛提肌；**6.** 肛三角内的肛门外括约肌。

男性生殖系统概述

像女性生殖系统一样，男性生殖系统由内生殖器和外生殖器两部分组成。

它们共同作用，产生、支持、运输和递送活的精子用于繁殖。它们还产生男性激素。因为精子发生的最佳温度比体温低2℃，为了控制在有效的温度，大多数男性生殖系统位于体外，如阴茎、阴囊和睾丸。内生殖器的附属器官包括输精管、精囊和前列腺。

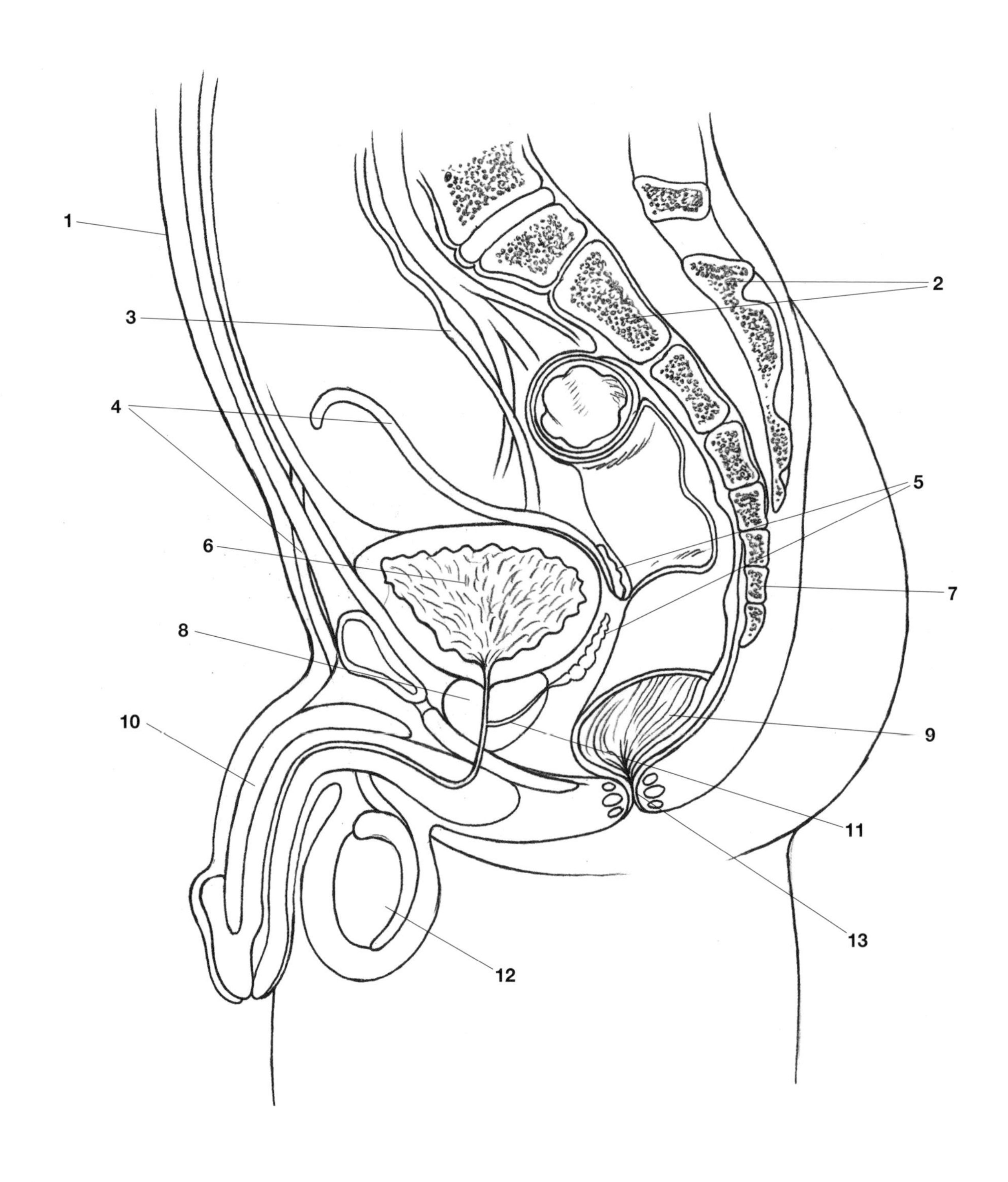

关键词：1. 腹前壁；**2.** 骶骨；**3.** 输尿管；**4.** 输精管；**5.** 精囊；**6.** 膀胱；**7.** 尾骨；**8.** 前列腺；**9.** 直肠；**10.** 阴茎；**11.** 射精管；**12.** 睾丸；**13.** 肛门。

男性外生殖器

阴茎分为根、体和头三部分。根部通过阴茎悬韧带附着于会阴浅筋膜、耻骨弓［耻骨下支和坐骨支形成——译者注］和耻骨联合。阴茎体包括三个纵向的勃起组织柱：每侧一个阴茎海绵体（由间隔隔开），和一个位于中央的尿道海绵体。

阴茎海绵体位于背外侧，被阴茎脚分隔，有坐骨海绵体肌覆盖。尿道海绵体在会阴膜处扩大成尿道球，尿道球被球海绵体肌包围。

阴茎头由尿道海绵体扩张形成。头部的尖端有尿道外口。包皮是阴茎皮肤在阴茎颈前方形成的环形皱襞。整个阴茎体被深筋膜套包绕，它与海绵体及阴茎悬韧带相延续。

睾丸悬挂在阴囊内，产生精子和男性激素。睾丸发育形成于腹后壁，在出生前，后腹膜向外突出，通过腹股沟管移动到阴囊。

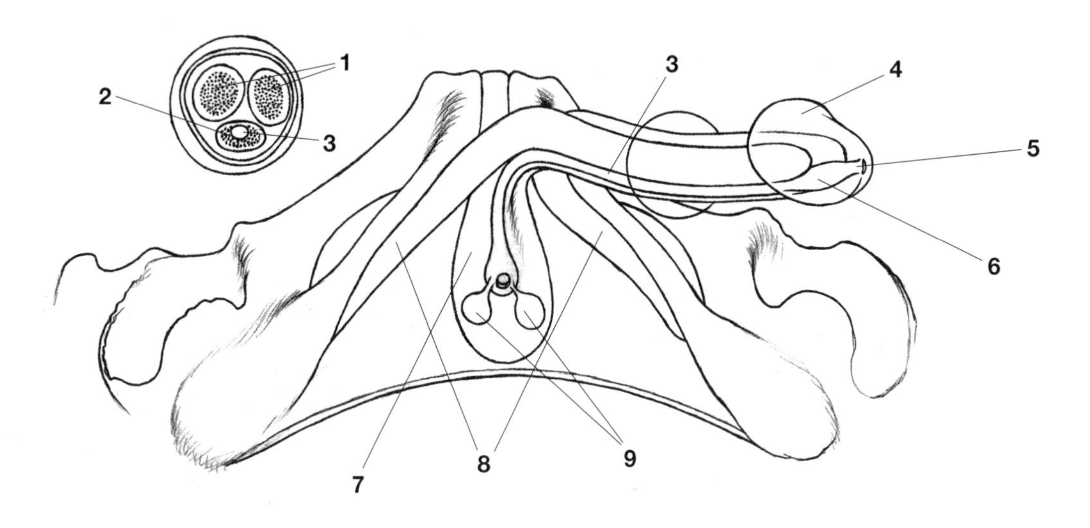

关键词：1. 阴茎海绵体；**2.** 尿道海绵体；**3.** 尿道；**4.** 阴茎头；**5.** 尿道外口；**6.** 尿道的舟状窝；**7.** 尿道球；**8.** 阴茎脚；**9.** 尿道球腺。

骨骼系统

骨

骨骼系统由骨、软骨、肌腱和韧带组成。软骨提供支持并与骨紧密相关；肌肉通过肌腱附着于骨；韧带锚定骨与骨之间的连接。

骨被描述为一项工程杰作，它是一种具有可伸展、可压缩和有弹性的结缔组织，由赋予这些特性的有机物和无机物按某种结构排列共同组成。骨的功能：运动、造血和调节钙离子稳态。骨构成组分或者结构的改变可能导致如下病理状况：骨质疏松症，软化症和（或）骨折。

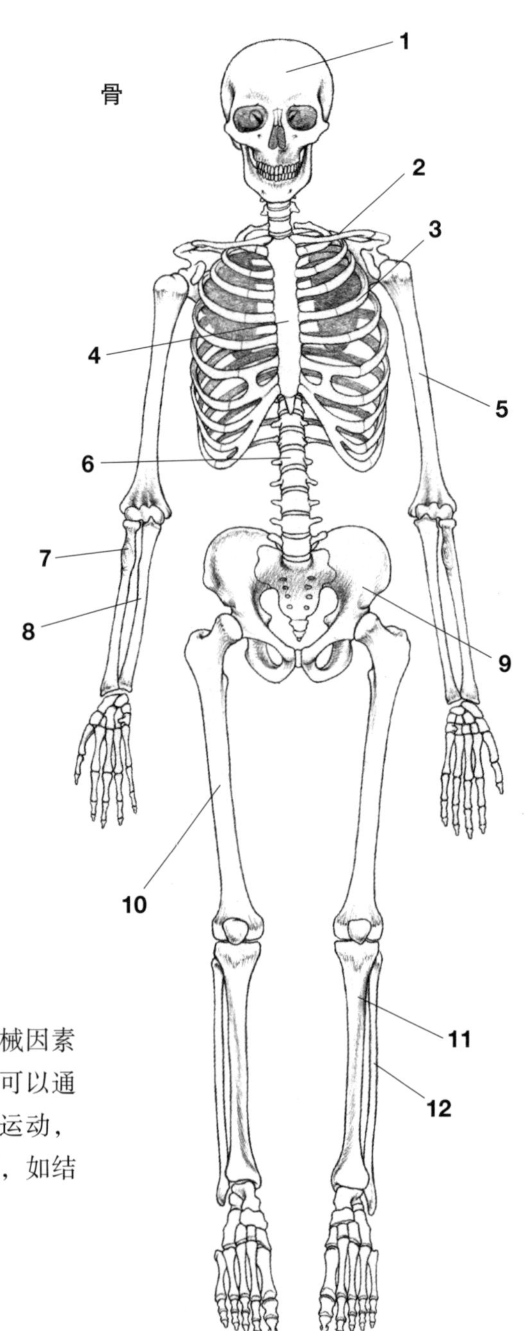

骨的形状和结构由遗传、代谢和机械因素决定。遗传因素确定骨的最初的形态，可以通过胚胎骨的器官培养证明。通过肌肉的运动，后天可以“微调”生长成一些骨骼特征，如结节。

关键词：1. 颅骨；**2.** 锁骨；**3.** 肋骨；**4.** 胸骨；**5.** 肱骨；**6.** 脊柱；**7.** 桡骨；**8.** 尺骨；**9.** 骨盆；**10.** 股骨；**11.** 胫骨；**12.** 腓骨。

颅骨：侧面观

颅骨，除了听小骨外，由23块骨组成，其中有一些是成对的，而另一些是单一的。这些骨中有21块相互之间通过“缝”坚固连接成一体，不可移动。可移动的颅骨是下颌骨和舌骨。颅骨可以方便地分为两个部分：形成颜面部分的面颅和包绕脑的脑颅。下图是外侧面可以观察到的面颅和脑颅部分。

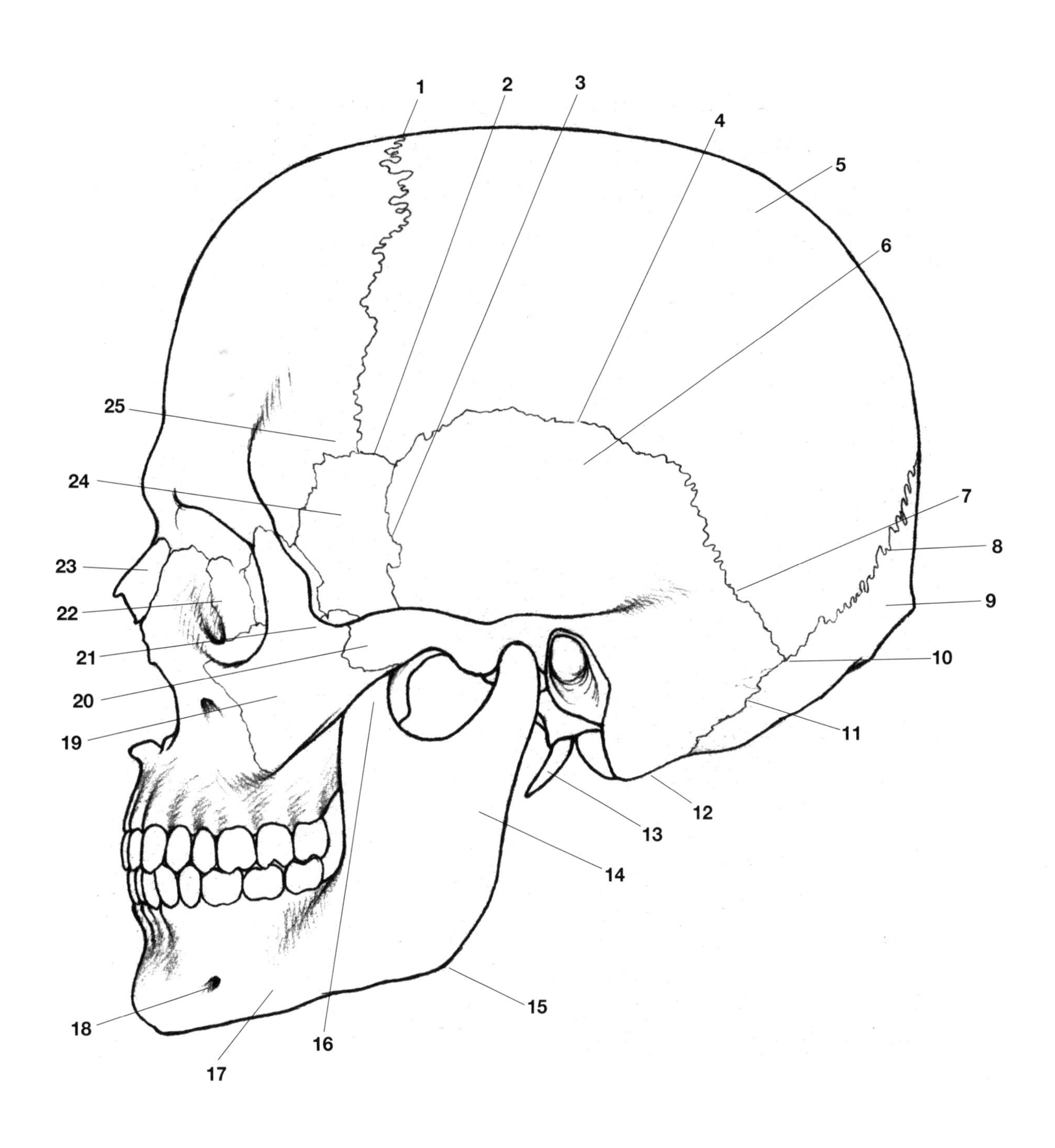

关键词： **1.** 冠状缝；**2.** 翼点；**3.** 蝶颞鳞缝；**4.** 顶颞鳞缝；**5.** 顶骨；**6.** 颞骨；**7.** 顶乳突缝；**8.** 人字缝；**9.** 枕骨；**10.** 星点；**11.** 枕乳突缝；**12.** 乳突；**13.** 茎突；**14.** 下颌支；**15.** 下颌角；**16.** 下颌骨的冠突；**17.** 下颌体；**18.** 下颌骨的颏孔；**19.** 颧骨；**20.** 颞骨的颧突；**21.** 颧骨的颞突；**22.** 泪骨；**23.** 鼻骨；**24.** 蝶骨的大翼；**25.** 额骨。

椎骨

脊柱由颈椎、胸椎、腰椎和骶椎等组成。通常有7块颈椎、12块胸椎、5块腰椎，以及5块骶椎融合的骶骨和3~4块尾椎融合的尾骨组成。每个椎骨由前方的椎体和后方的椎弓组成。两侧椎弓封闭形成椎孔，各椎孔贯通形成椎管，容纳脊髓。棘突向后部突出，横突从椎弓向外侧延伸。椎弓板位于两侧横突之间，椎弓根位于横突和椎体之间。在椎弓板和椎弓根的交界处，有两个上关节面和两个下关节面。上下相邻的关节面形成滑膜关节。椎弓根的上、下边缘有切迹，两个相邻椎骨的切迹形成椎间孔，有脊神经通过。

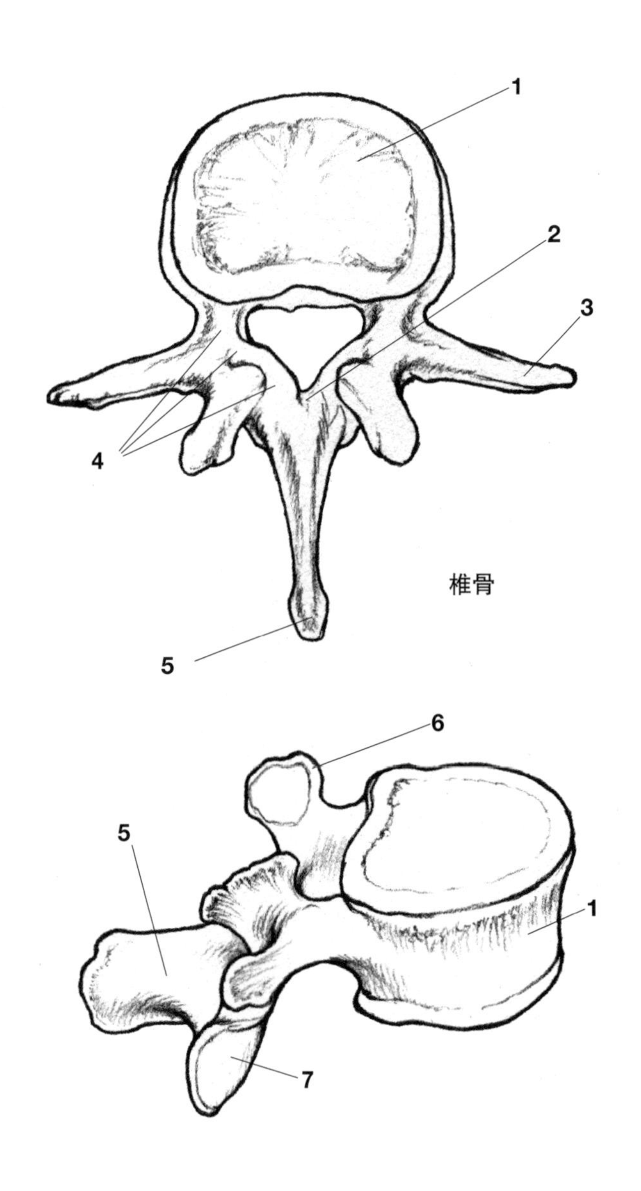

关键词：1. 椎体；**2.** 椎弓；**3.** 横突；**4.** 椎弓板和椎弓根；**5.** 棘突；**6.** 上关节突；**7.** 下关节突。

骨盆

骨盆形似盆状，它的作用是支持和保护位于其中的内脏器官。骨盆通过参与连接盆壁和盆底的肌肉而支持这些内脏器官。这些肌群的重要作用不仅在于支持，而且在于连接骨盆。

骨盆由4块骨组成：

- 2块髋骨　髋骨由3块独立的骨组成，一般在出生后的第13~15年融合形成。这3块骨分别是髂骨、坐骨和耻骨，对于成人特指髋骨的相对应的部分。
- 1块骶骨　由5块骶椎骨融合形成。在其腹侧面有4对孔，通过骶神经的前支。在其背侧面有4对孔，通过骶神经的后支。
- 1块尾骨　由3~4块尾椎骨融合形成。

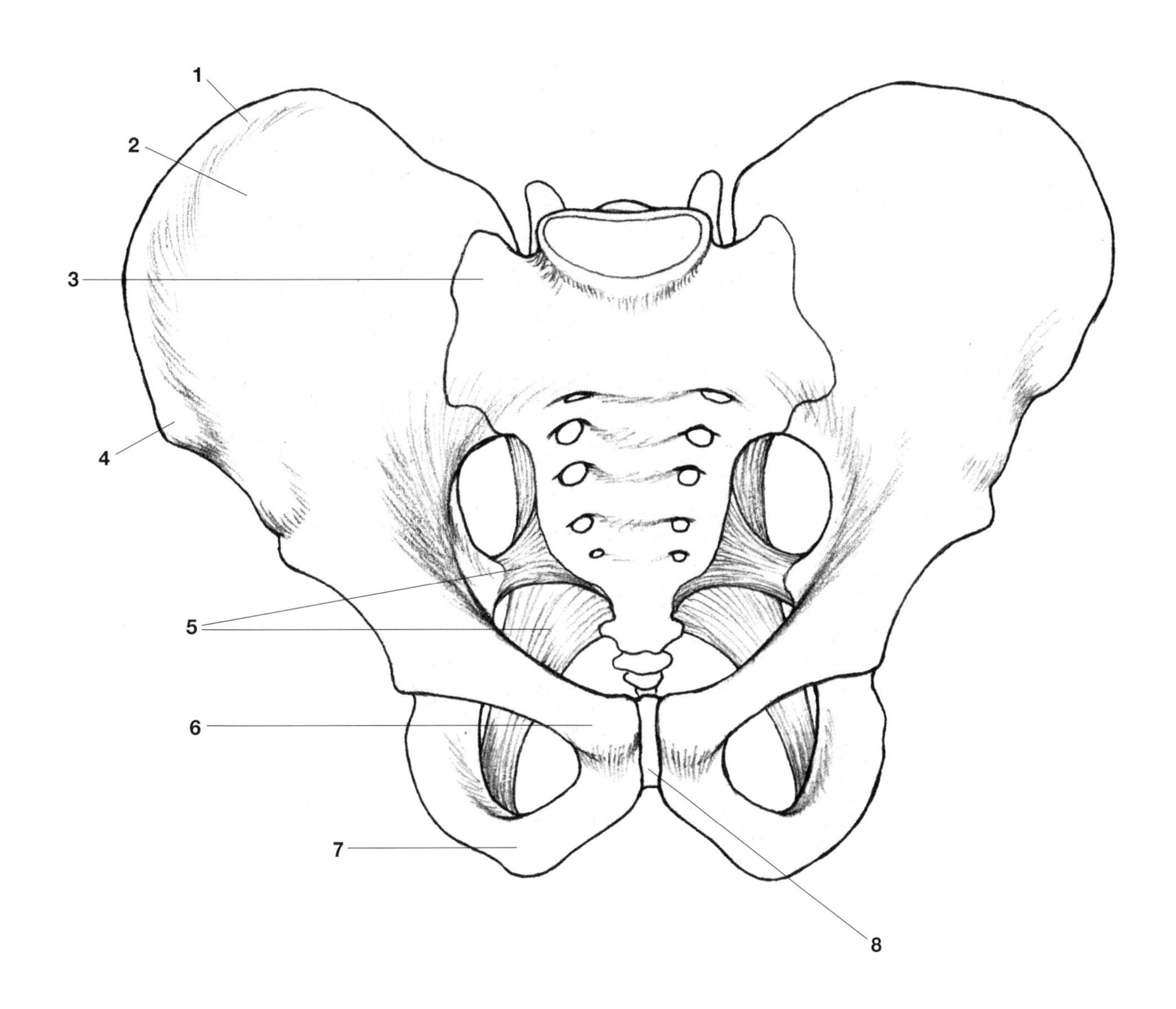

关键词：1. 髂嵴；**2.** 髂骨；**3.** 骶骨；**4.** 髂前上棘；**5.** 骶结节韧带和骶棘韧带；**6.** 耻骨结节；**7.** 坐骨结节；**8.** 耻骨联合。

下肢：髋关节

（上、下）肢带骨与可高度移动的（上、下）肢骨不同，下肢带的组成部分必须在下肢运动和静止期间均提供稳定的支持。髋关节和肩关节（盂肱关节）有高度的相似性，它们都是能够进行多轴运动的球窝型滑膜关节。然而，髋关节的骨性关节窝更深，使其更稳定，并且比肩关节更不容易脱位。这种差异减少了髋关节的灵活性，但是确保了其在有效运动时的稳定性。

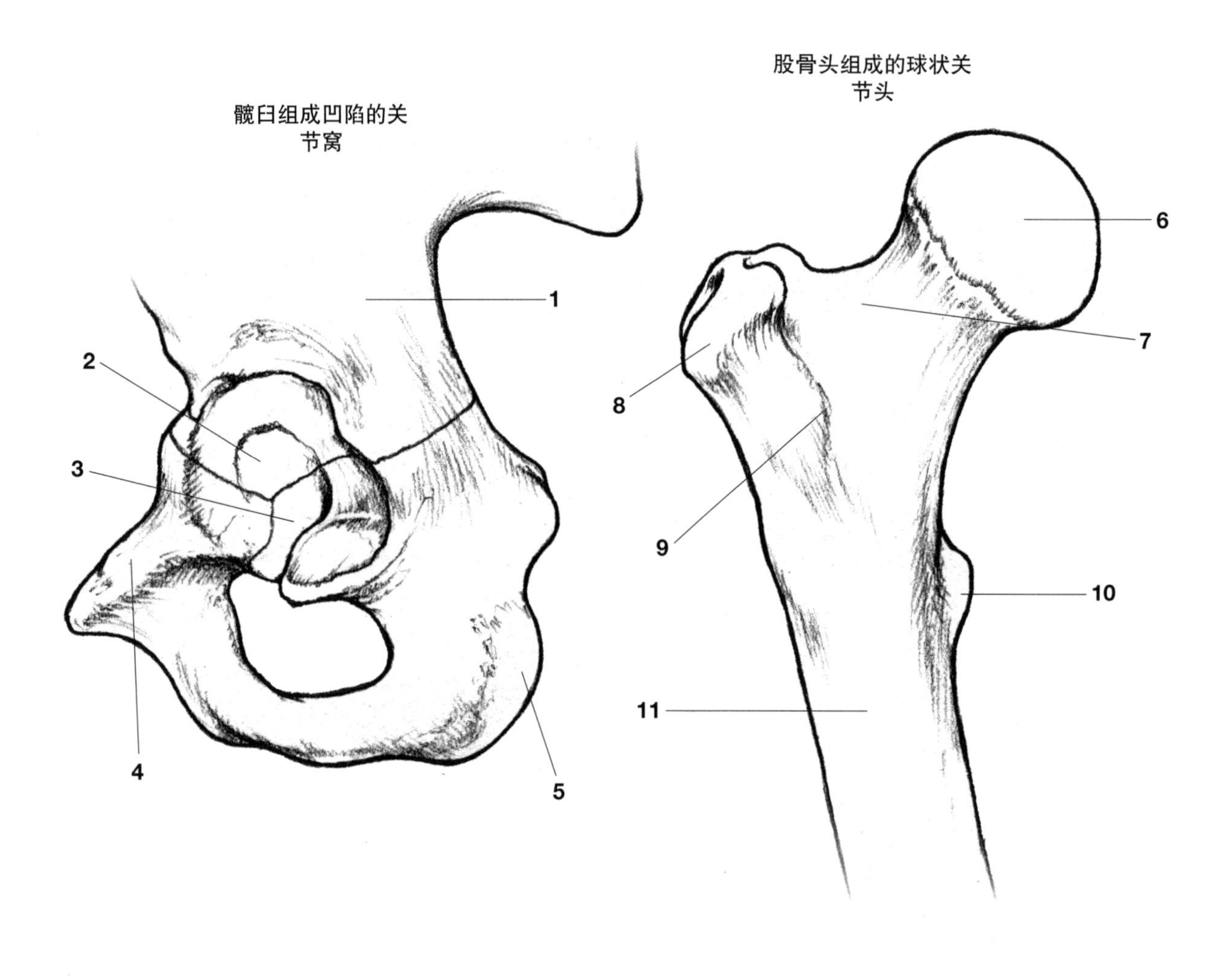

关键词：**1.** 髂骨；**2.** 髋臼窝；**3.** 髋臼切迹；**4.** 耻骨；**5.** 坐骨；**6.** 股骨头；**7.** 股骨颈；**8.** 大转子；**9.** 转子间线；**10.** 小转子；**11.** 股骨体。

下肢：膝关节和踝关节

膝关节在运动中起到杠杆的作用，此杠杆使我们能够以最小量的肌力让肢体保持在稳定的位置。膝关节的形态被归类为改进性铰链。它的主要运动是屈和伸，在半屈时可做少许旋转运动。下方的“开放的膝关节”图显示了胫骨平台，在此水平，胫骨上面变平以利于承载体重，并且有半月板、纤维软骨垫用作减震器。它们还与股骨内、外侧髁进行关节连接。

另一幅图显示了膝关节囊及膝关节的后部。这里有一块特殊的肌肉——腘肌，此肌附着于膝关节囊，当膝关节“锁定”时对膝关节的正常功能起重要作用。当膝关节完全伸展，如在站立时，股骨髁在胫骨平台上旋转，此螺钉状动作被描述为“锁定”，“锁定”能有效地以最小的能量消耗实现最大的稳定性，腘肌在此紧密连接位置起“锁定”和“解锁”的作用。

开放的膝关节

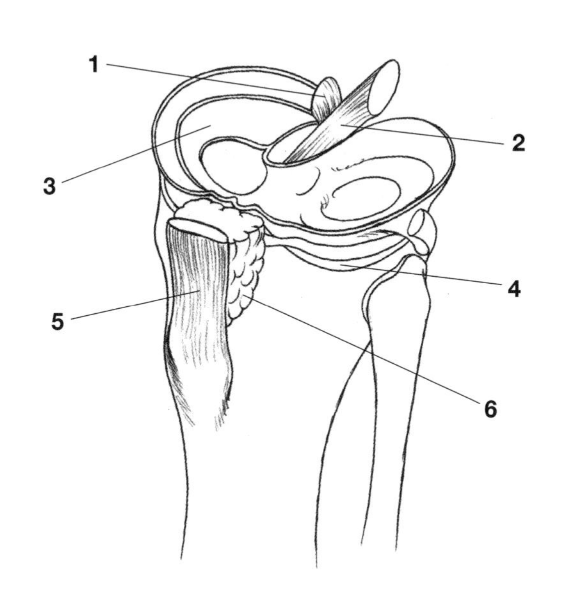

膝关节的后面观

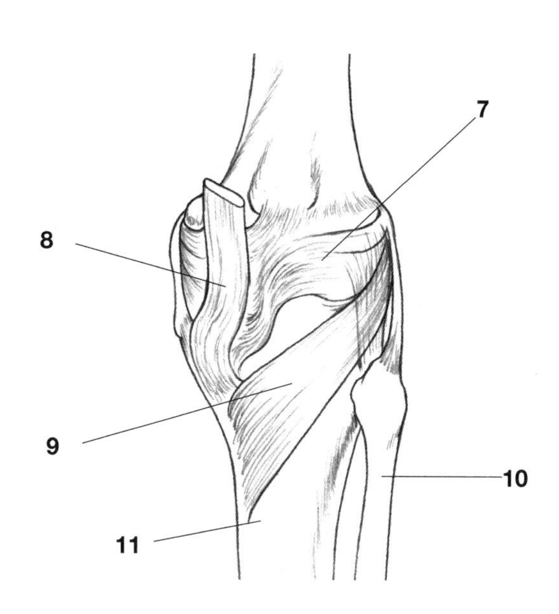

像膝关节一样，脚在我们行走时也起杠杆作用，该杠杆的支点是踝关节，它必须稳定地将整个身体的重量从胫骨传递到距骨。为了踝关节的稳定性，踝部的运动受到限制，只能做屈和伸。与前臂不同，胫骨和腓骨牢固地保持在一起并且彼此之间几乎同步运动。踝关节将在“骨骼肌系统”中进一步描述。

关键词：1. 后交叉韧带；**2.** 前交叉韧带；**3.** 内侧半月板；**4.** 外侧半月板；**5.** 髌韧带；**6.** 髌下囊；**7.** 股骨髁和覆盖的关节囊；**8.** 半腱肌腱；**9.** 腘肌；**10.** 腓骨；**11.** 胫骨 。

上肢：上肢带和肩关节

上肢带之间的灵活（不稳定）连接有利于手的大范围活动，但与手的运动所需要的上肢稳定相冲突。肩关节是关节相互矛盾的移动性和稳定性达到动态平衡的典型例子。实质上，某一部分活动时，用于维持完整性的关节结构更加依赖于肌肉产生动态稳定性。肩关节被归类为球窝关节，其关节窝比较浅。锁骨是整个上肢的支柱结构，其将上肢连接到胸廓，所以锁骨和肩胛骨一起被称为上肢带骨。

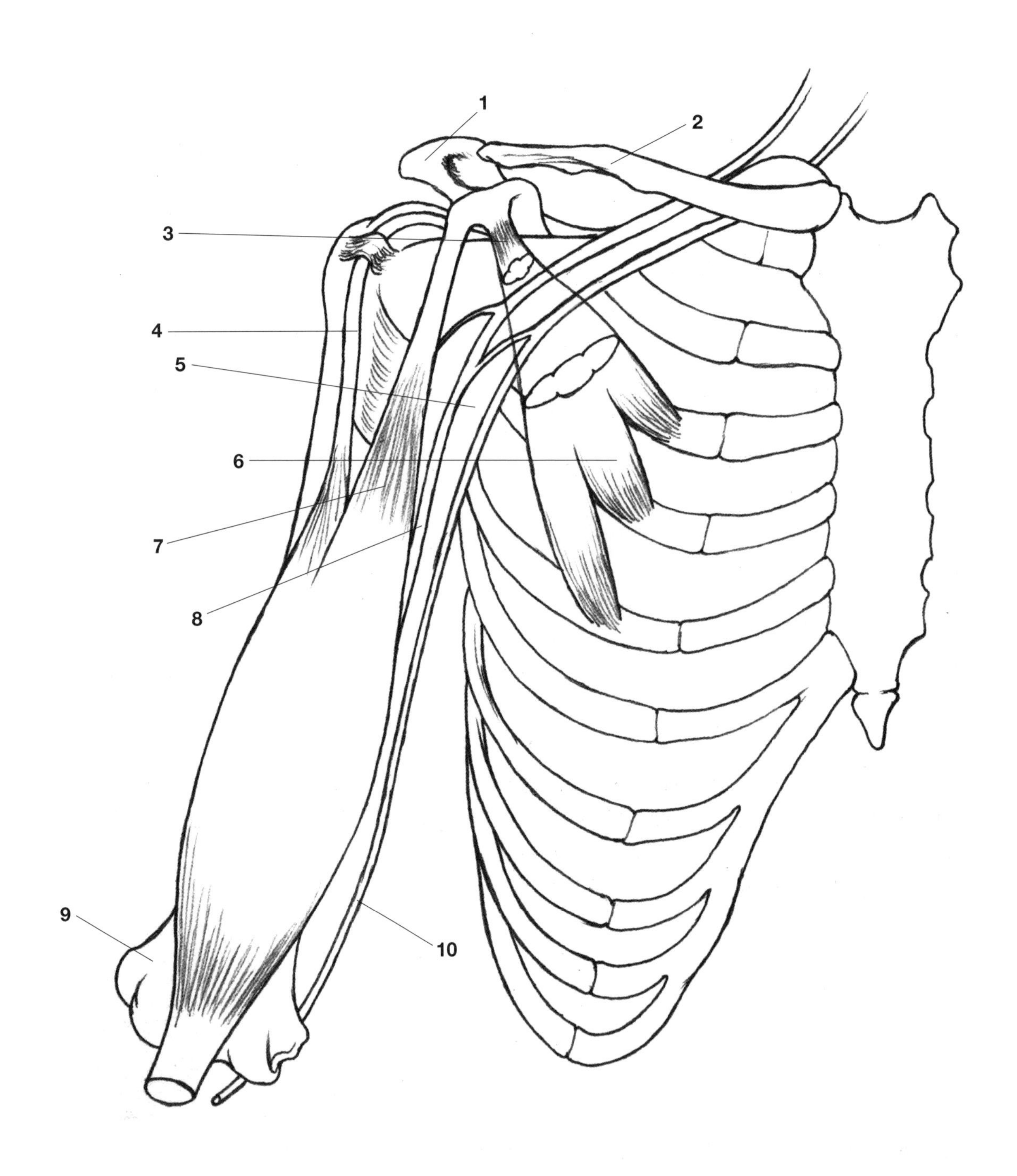

关键词：1. 肩峰；**2.** 锁骨；**3.** 胸小肌近侧端切面；**4.** 肱二头肌长头；**5.** 腋动脉；**6.** 胸小肌远侧端切面；**7.** 肱二头肌短头；**8.** 正中神经；**9.** 肱骨；**10.** 尺神经。

上肢：肘关节

与肩关节一样，复合型的肘关节及其所附着的肌肉也是为手的运动提供便利。肩、肘关节通过上肢的弯曲和伸展所形成的缩短和延长为手在空间的移动提供服务。它们的功能允许手靠近面部（如吃饭）或放置在远处。

肘关节与前臂的联合运动、旋转，为手所需的使用工具或器具活动提供额外的稳定性。整个上肢的功能取决于手，任何一个上肢关节或区域的损伤，最终会转化为手的功能减少。

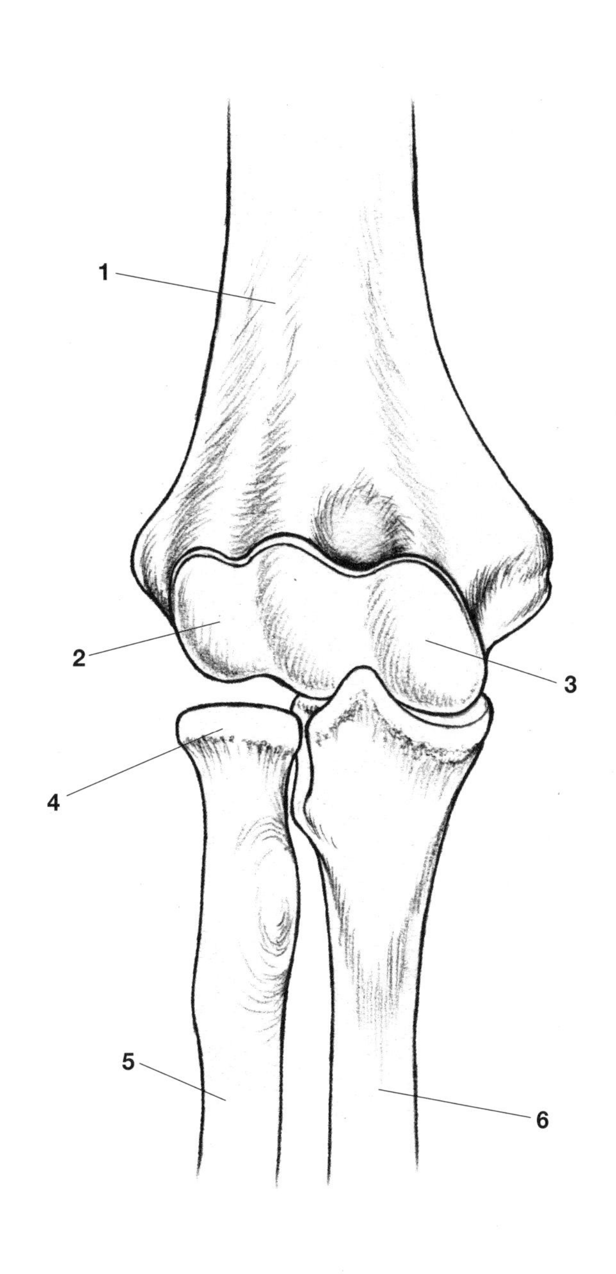

关键词：1. 肱骨；**2.** 肱骨小头；**3.** 肱骨滑车；**4.** 桡骨头；**5.** 桡骨；**6.** 尺骨。

骨骼肌系统

人体骨骼有两个主要部分：中轴骨（颅骨，脊柱，胸廓，骶骨和尾骨）和附肢骨（上、下肢）。上肢（肩）带骨（锁骨和肩胛骨）和下肢（腰）带骨（髋骨和骶骨）分别将上肢和下肢连接到中轴骨。关节是骨骼之间的连接点，并根据连结骨骼的结缔组织的不同类型被分类为纤维连结，软骨连结和滑膜性连结（滑膜关节）。关节的运动通过附着于骨骼并且跨越关节的肌肉收缩而产生。

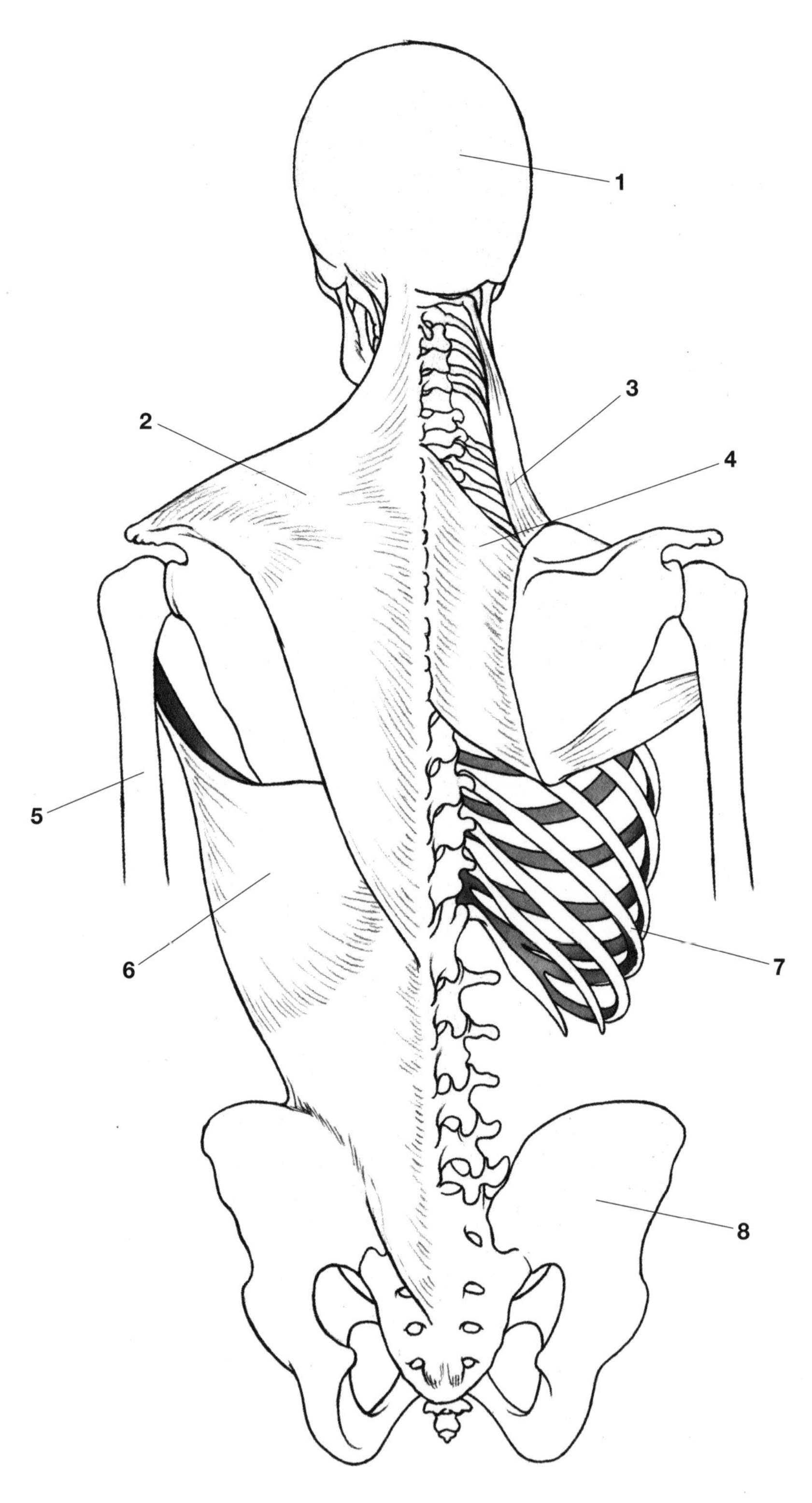

关键词：1. 颅骨；**2.** 斜方肌；**3.** 肩胛提肌；**4.** 大菱形肌和小菱形肌；**5.** 肱骨；**6.** 背阔肌；**7.** 肋骨；**8.** 骨盆。

上肢带肌

胸大肌由两个头组成，起于锁骨内侧半、胸骨和上部6个肋软骨。其纤维会聚向外，止于肱骨结节间沟的外侧界，因此，肌肉覆盖胸壁的前部。胸大肌使肩关节旋内；其与背阔肌一起作用，是肩关节强大的内收肌。当上肢固定在外展位时，胸大肌也是呼吸的辅助肌肉。

三角肌广泛地起源于肩胛骨、肩峰和锁骨，肌束向外下集中止于肱骨外侧上方的三角肌粗隆（肱骨上的结节）。肩部的圆形轮廓由三角肌纤维的肌腹产生。三角肌的肩峰（中部）纤维外展肩关节；前部纤维与胸大肌一起屈肩关节；后部纤维与背阔肌一起伸肩关节。

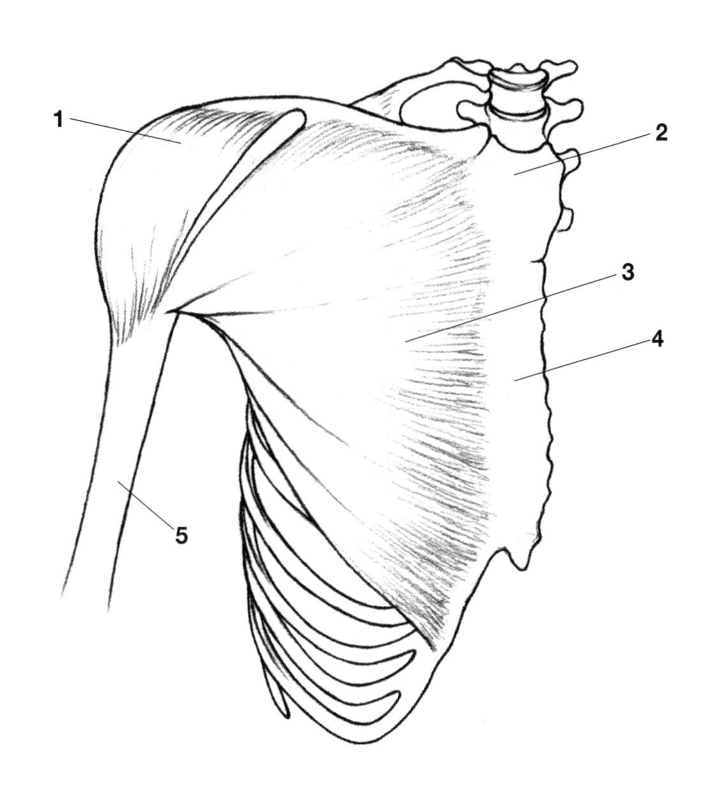

关键词：1. 三角肌；**2.** 胸骨柄；**3.** 胸大肌；**4.** 胸骨；**5.** 肱骨。

臂前群肌

臂是指上肢，在肩和肘之间的区域。前区包括三块肌肉：肱二头肌、肱肌和喙肱肌。肱二头肌有两个头：长头起于肩胛骨的盂上结节；短头起于肩胛骨的喙突。二者会合后的肌腹位于臂前区，共同的肌腱止于桡骨粗隆，并且还通过腱膜附着于深筋膜和尺骨。肱二头肌最重要的作用是屈肘关节和前臂旋后。肱肌起于肱骨，止于尺骨粗隆，是肘关节的主要屈肌。喙肱肌起自喙突，止于肱骨的内侧面，它使肩关节内收并辅助屈曲。

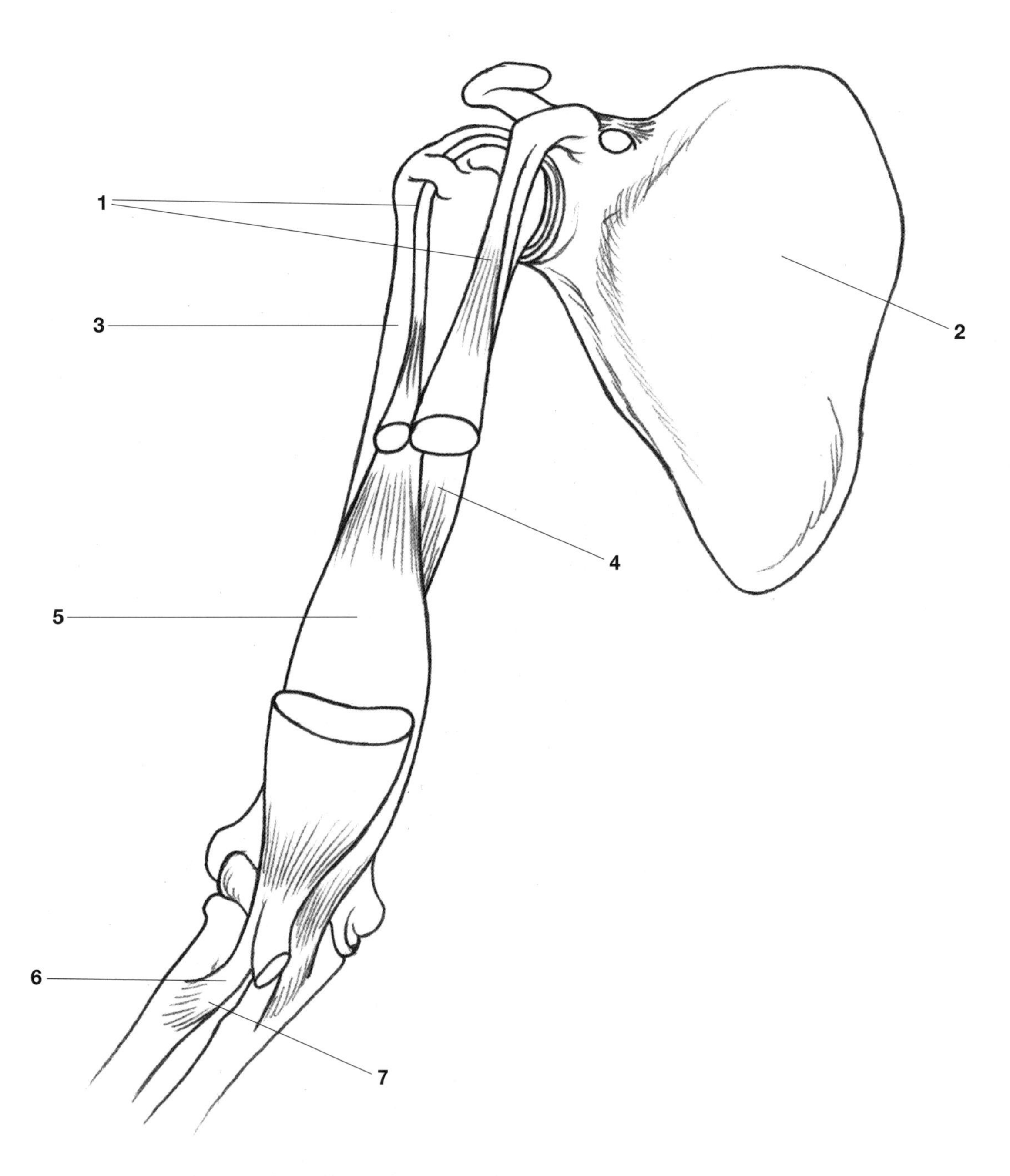

关键词：1. 肱二头肌的短头和长头；**2.** 肩胛骨；**3.** 肱骨；**4.** 喙肱肌；**5.** 肱肌；**6.** 肱二头肌腱；**7.** 桡骨粗隆。

肩和臂后群肌

下图显示了有助于维持肩关节（盂肱关节）稳定性的一些肌的后面观，这些肌统称为肩袖。它们包括冈上肌、冈下肌、小圆肌和肩胛下肌（未显示出，它在肩胛骨的前方）。肩袖将肱骨的头部保持在肩胛骨的关节窝内，起到保护和稳定的作用。臂后区完全被肱三头肌占据，它有三个起源，内侧头最深，其纤维附着于尺骨鹰嘴和由长头和外侧头形成的腱的深部。肱三头肌伸肘关节，长头还起稳定肩关节的作用。

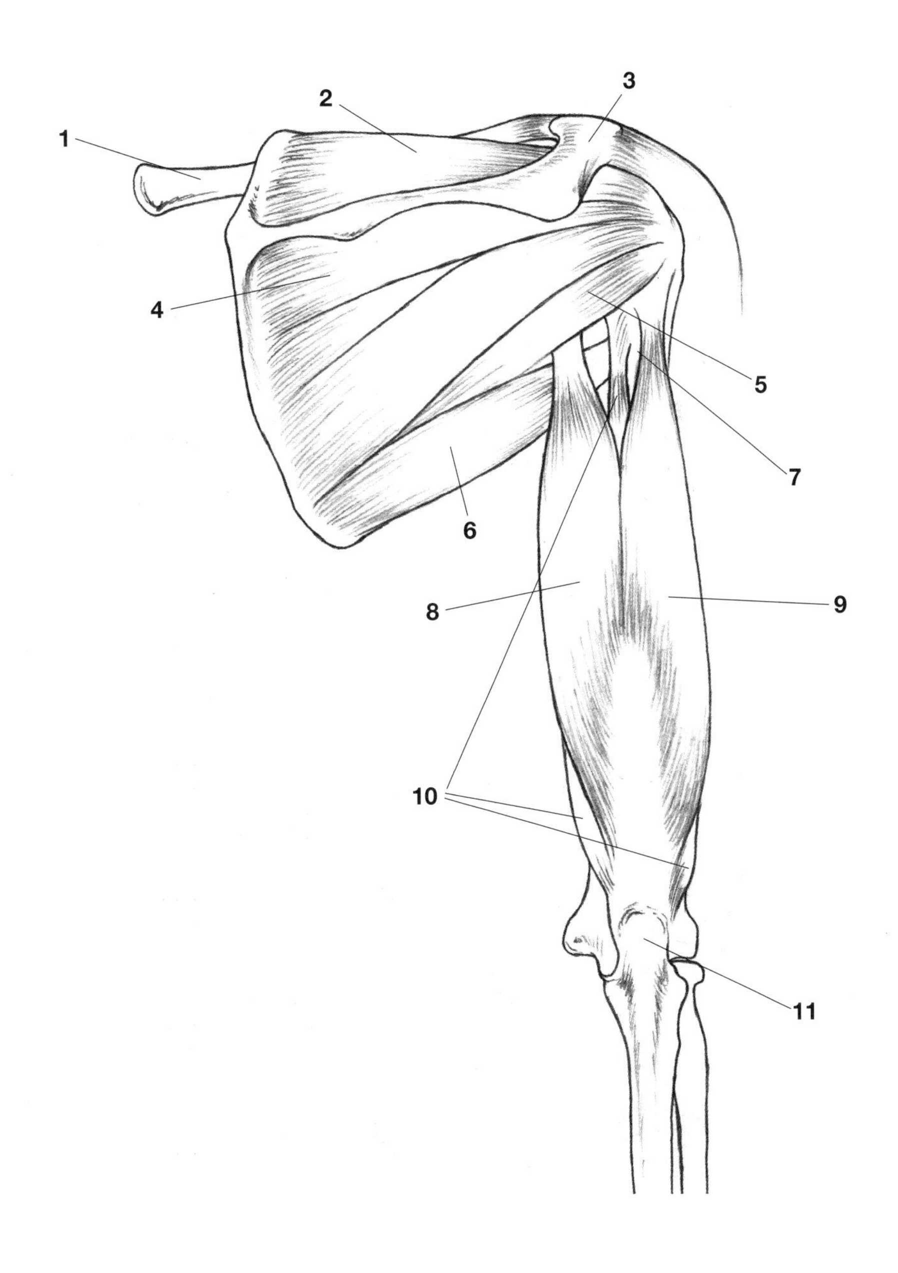

关键词：1. 锁骨；**2.** 冈上肌；**3.** 肩峰；**4.** 冈下肌；**5.** 小圆肌；**6.** 大圆肌；**7.** 肱骨；**8.** 肱三头肌长头；**9.** 肱三头肌外侧头；**10.** 肱三头肌内侧头；**11.** 尺骨鹰嘴。

前臂浅层屈肌

前臂是指上肢肘关节到腕关节的区域。前臂的前区肌肉分为三层：浅层、中层、深层。浅层的四块肌肉共同起于肱骨内上髁和其上覆盖的筋膜。旋前圆肌止于桡骨外侧，使前臂旋前，正中神经穿过其两个肌腹之间。桡侧腕屈肌止于第二和第三掌骨的基底部，使腕关节外展，并且与尺侧腕屈肌共同屈腕。掌长肌延续为手掌的掌腱膜。尺侧腕屈肌的肌腱止于豌豆骨、钩骨和第五掌骨，作用是内收和屈腕。

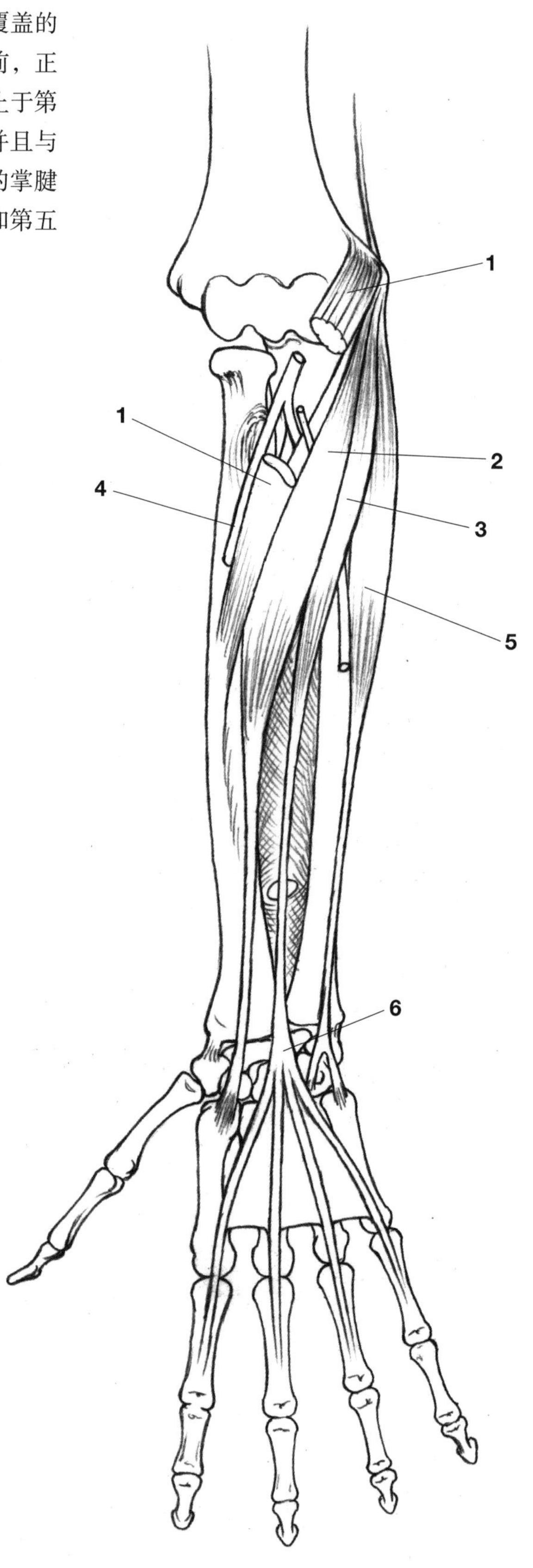

关键词：1. 旋前圆肌；**2.** 桡侧腕屈肌；**3.** 掌长肌；**4.** 桡动脉；**5.** 尺侧腕屈肌；**6.** 掌腱膜。

前臂深层屈肌

前臂前区的中间层是指浅屈肌，它的四个肌腱在一个共同的腱鞘内通过腕管，越过腕关节下行。在近节指骨，指浅屈肌的每个肌腱分成两个部分，指深屈肌腱通过其中。指浅屈肌的每个肌腱均止于中节指骨，是手腕和手指的强大屈肌，但不包括远节指间关节。前臂深层肌——指深屈肌腱也穿过腕管（在指浅屈肌的深面），它止于远节指骨的基底部，其主要作用是屈曲远节指间关节。拇长屈肌止于拇指末节指骨的基底部，是强大的拇指屈肌。旋前方肌是一块正方形肌，位于桡骨、尺骨之间，是旋前的辅助肌。

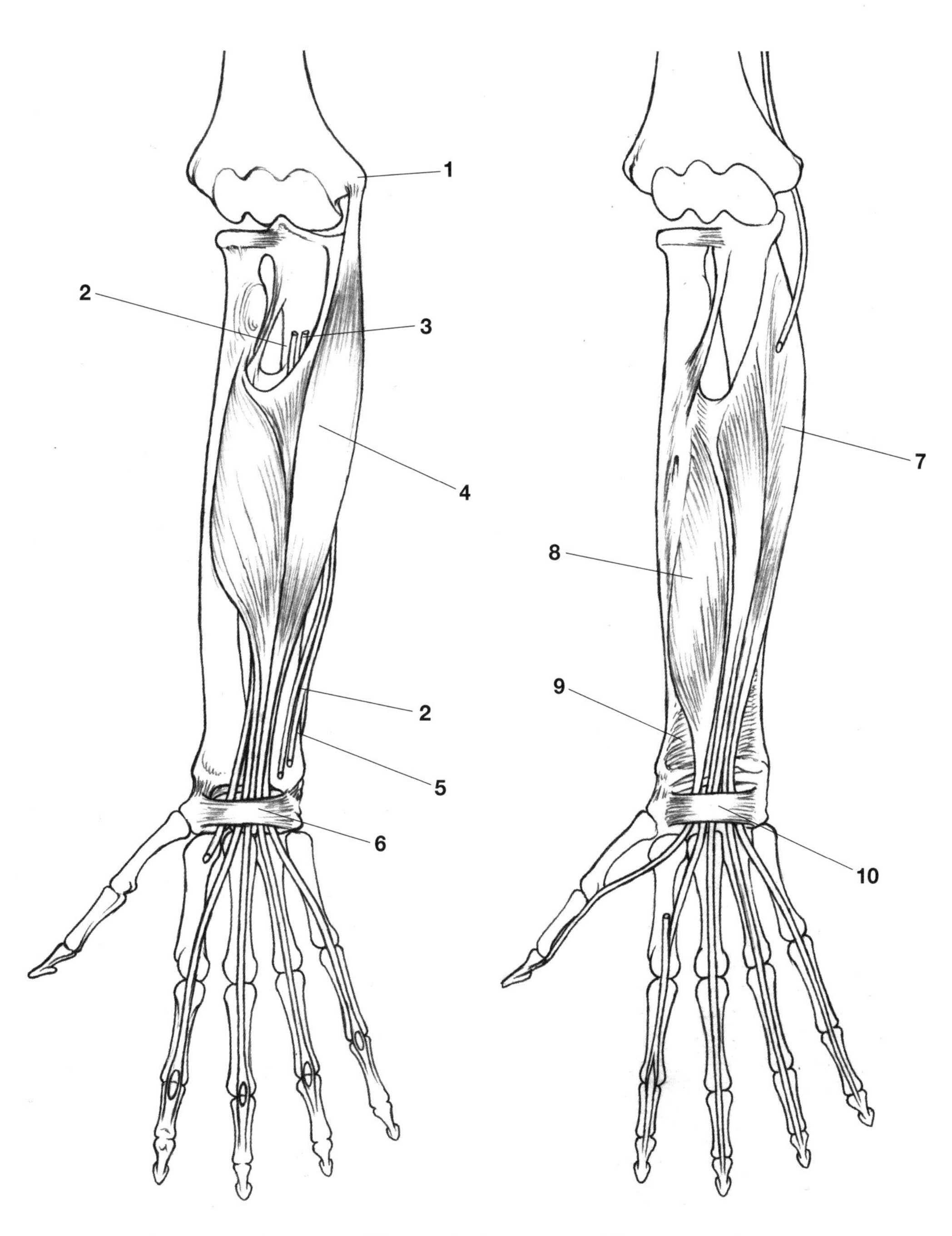

关键词： **1.** 肱骨内上髁；**2.** 尺动脉；**3.** 正中神经；**4.** 指浅屈肌；**5.** 尺神经；**6.** 屈肌支持带；**7.** 指深屈肌；**8.** 拇长屈肌；**9.** 旋前圆肌；**10.** 屈肌支持带。

前臂浅层伸肌

下面左图是前面观，显示肱桡肌。肱桡肌起自肱骨的外上髁嵴，止于桡骨茎突。虽然此肌被描述为伸肌，但它的作用其实是弯曲肘关节。右图是后面观，图中除了肘肌外，所有伸肌的肌腱都通过伸肌支持带的深面。伸肌支持带附着于桡骨，而不是尺骨。桡侧腕长伸肌和桡侧腕短伸肌与尺侧腕伸肌一起伸腕关节。指伸肌通过四个肌腱向手指扩展。小指伸肌腱的作用是辅助伸小指。

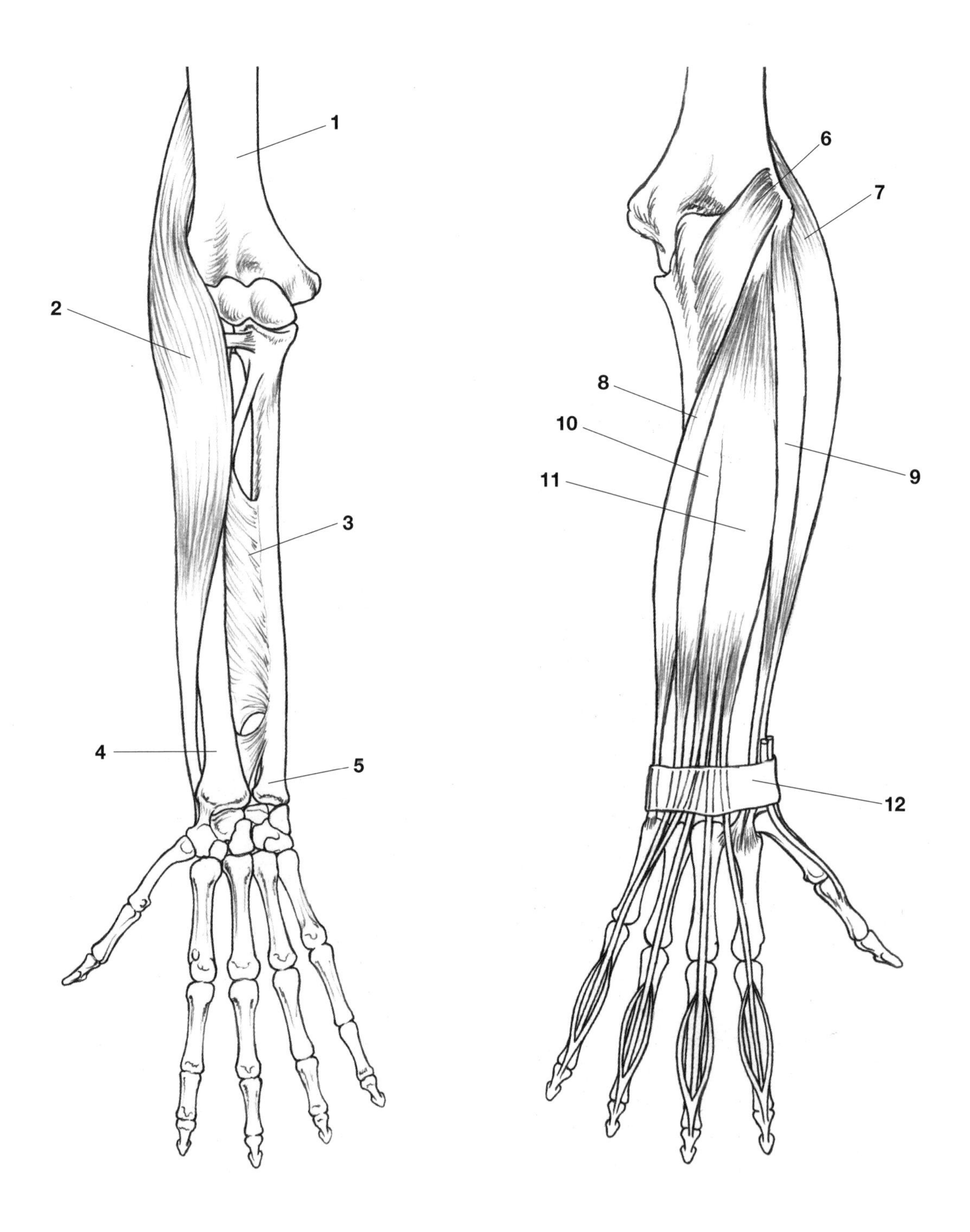

关键词：1. 肱骨；**2.** 肱桡肌；**3.** 骨间膜；**4.** 桡骨；**5.** 尺骨；**6.** 肘肌；**7.** 桡侧腕长伸肌；**8.** 尺侧腕伸肌；**9.** 桡侧腕短伸肌；**10.** 小指伸肌；**11.** 指伸肌；**12.** 伸肌支持带。

前臂深层伸肌

旋后肌有两个头：深头起自尺骨，浅头起自肱骨外上髁，二头斜行包绕并止于桡骨。旋后肌的主要作用是使前臂旋后，但是弱于肱二头肌的旋后作用。拇指的伸肌和展肌：拇长展肌、拇短伸肌和拇长伸肌的肌腱作为边界形成的三角形凹陷，被称为“解剖学的鼻烟窝”。示指伸肌起于尺骨，加入伸指肌，补充伸指肌腱对示指的作用。

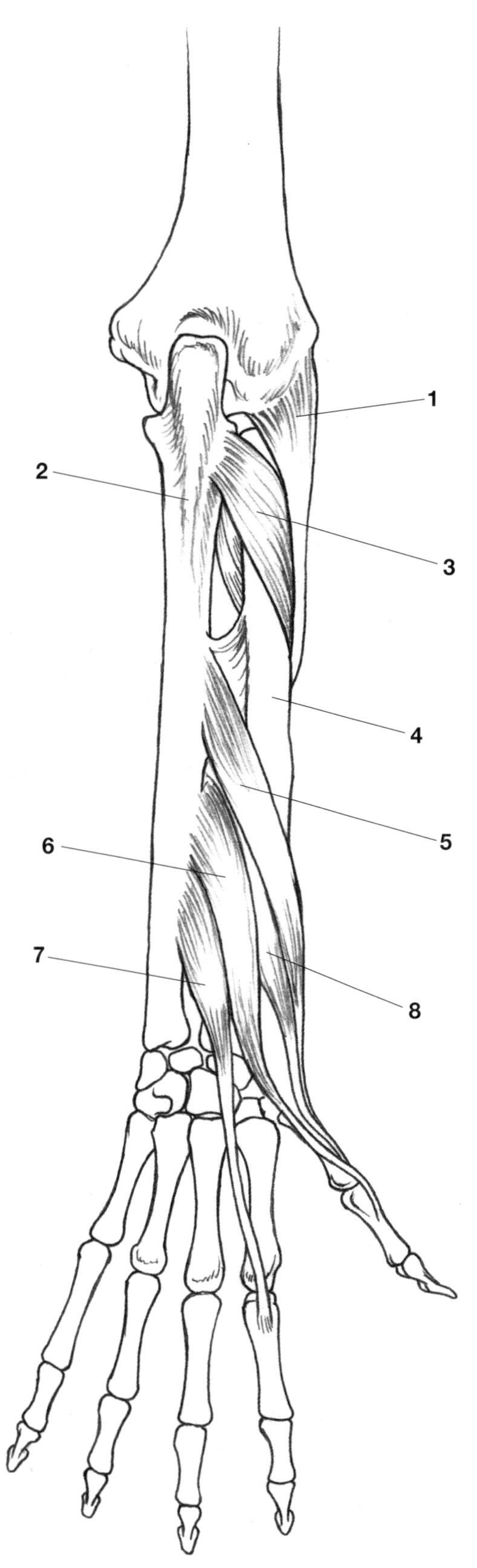

关键词：1. 旋后肌浅头；**2.** 尺骨；**3.** 旋后肌深头；**4.** 桡骨；**5.** 拇长展肌；**6.** 拇长伸肌；**7.** 示指伸肌；**8.** 拇短伸肌。

手肌

手肌由鱼际（作用于拇指的短肌），小鱼际（作用于小指的短肌）和掌心深层肌（拇收肌、骨间肌和蚓状肌）组成。如下图所示，4条蚓状肌起于指深屈肌腱的桡侧，止于中节指骨背侧的指背腱膜。骨间肌（位于掌骨体之间的小肌肉）和蚓状肌一起作用可以屈曲掌指关节，并与伸肌腱相关联而伸指间关节。手的功能位置是抓握物体和书写时的状态。

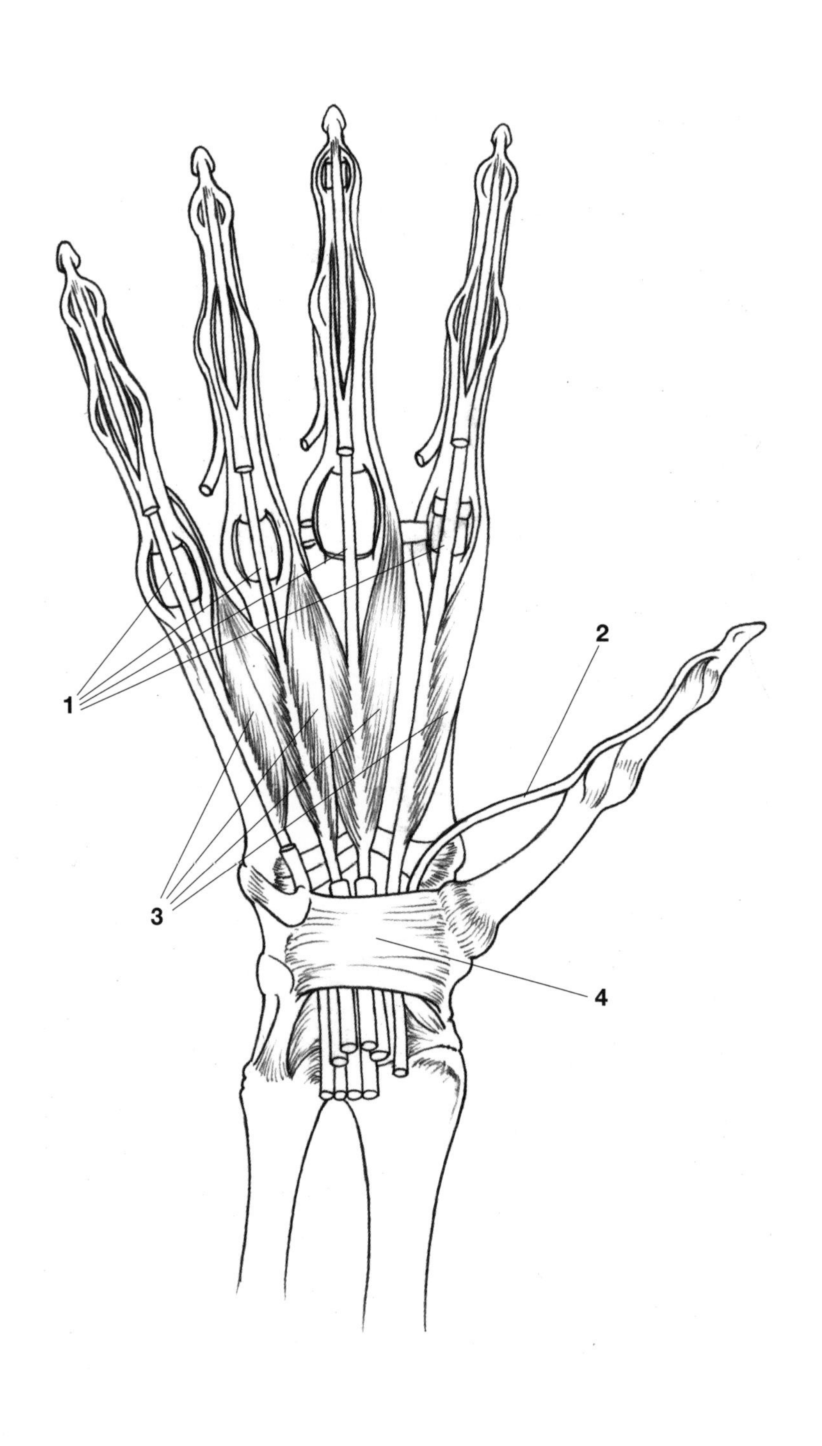

关键词：1. 指深屈肌腱；**2.** 拇长屈肌腱；**3.** 蚓状肌；**4.** 屈肌支持带。

屈髋肌

腰大肌连接中轴骨（腰椎）和附肢骨（下肢）。它起自于五个腰椎、椎间盘和横突，位于脊柱两侧。腰大肌向下与起自于髋骨髂窝的髂肌共同形成髂腰肌，髂腰肌的肌腱止于股骨的小转子。它们都是髋关节强有力的屈肌。由于腰大肌起自脊柱，它也有弯曲躯干的作用。

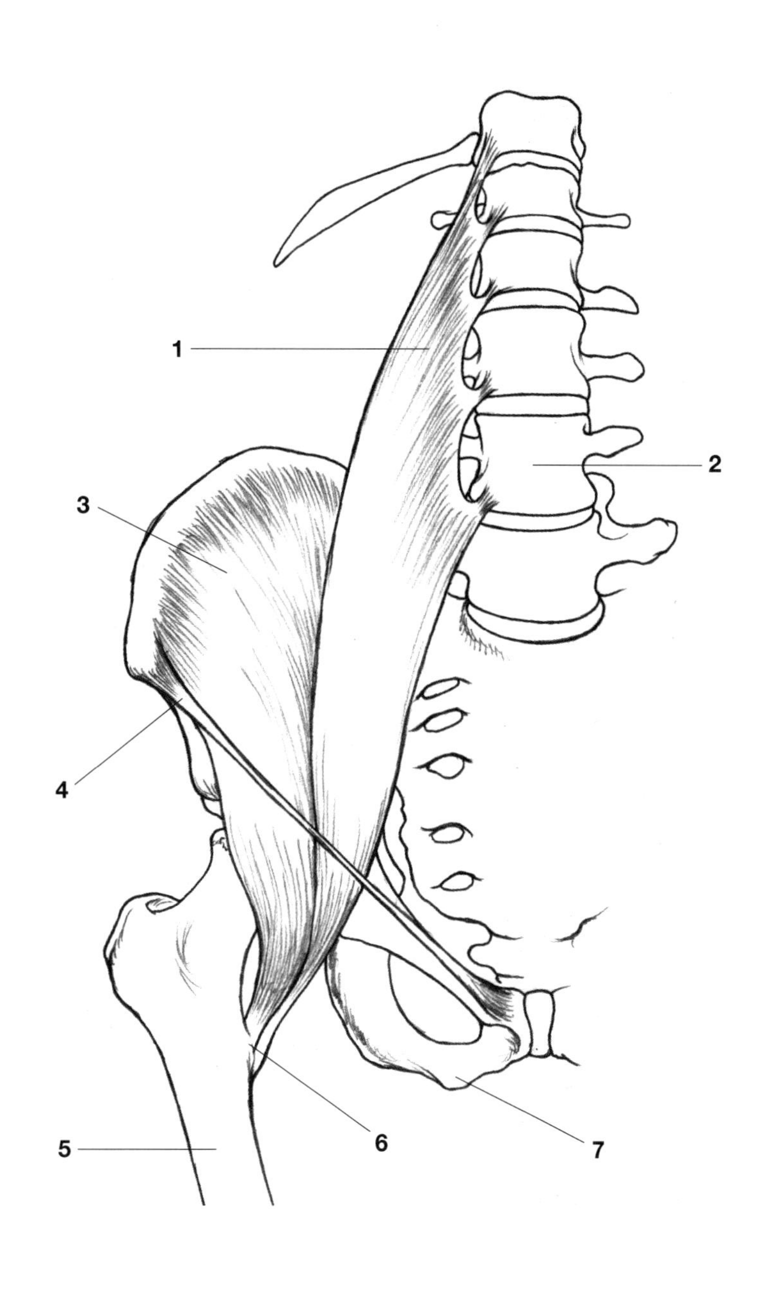

关键词： **1.** 腰大肌；**2.** 脊柱；**3.** 髂肌；**4.** 腹股沟韧带；**5.** 股骨；**6.** 小转子；**7.** 骨盆。

髋关节伸肌和内收肌

股部是髋关节和膝关节之间的下肢部分。股四头肌是大腿前群体积最大的肌肉，由股内侧肌、股外侧肌、股中间肌（位于深层）和股直肌组成，起于髋骨，它们的共同肌腱包绕髌骨向下续为髌韧带，止于胫骨粗隆。所以股四头肌的作用是伸膝关节，股直肌还屈髋关节。缝匠肌是人体最长的肌肉，起自髂前上棘，止于胫骨。它的作用是坐位时屈膝关节。因以前的裁缝工作时总是盘腿而坐，在这种体位下，此肌位于双腿最表层，最容易触及，所以此肌得名缝匠肌。

内侧肌群包括大收肌、短收肌和长收肌。此三块肌肉起于耻骨和坐骨支，下行止于股骨体后面的粗线。收肌腱裂孔位于大收肌腱和股骨之间，股动脉通过其中后，成为膝关节后面的动脉。股薄肌是一块细长的带状肌肉，止于胫骨体的上端，也可以屈膝关节。

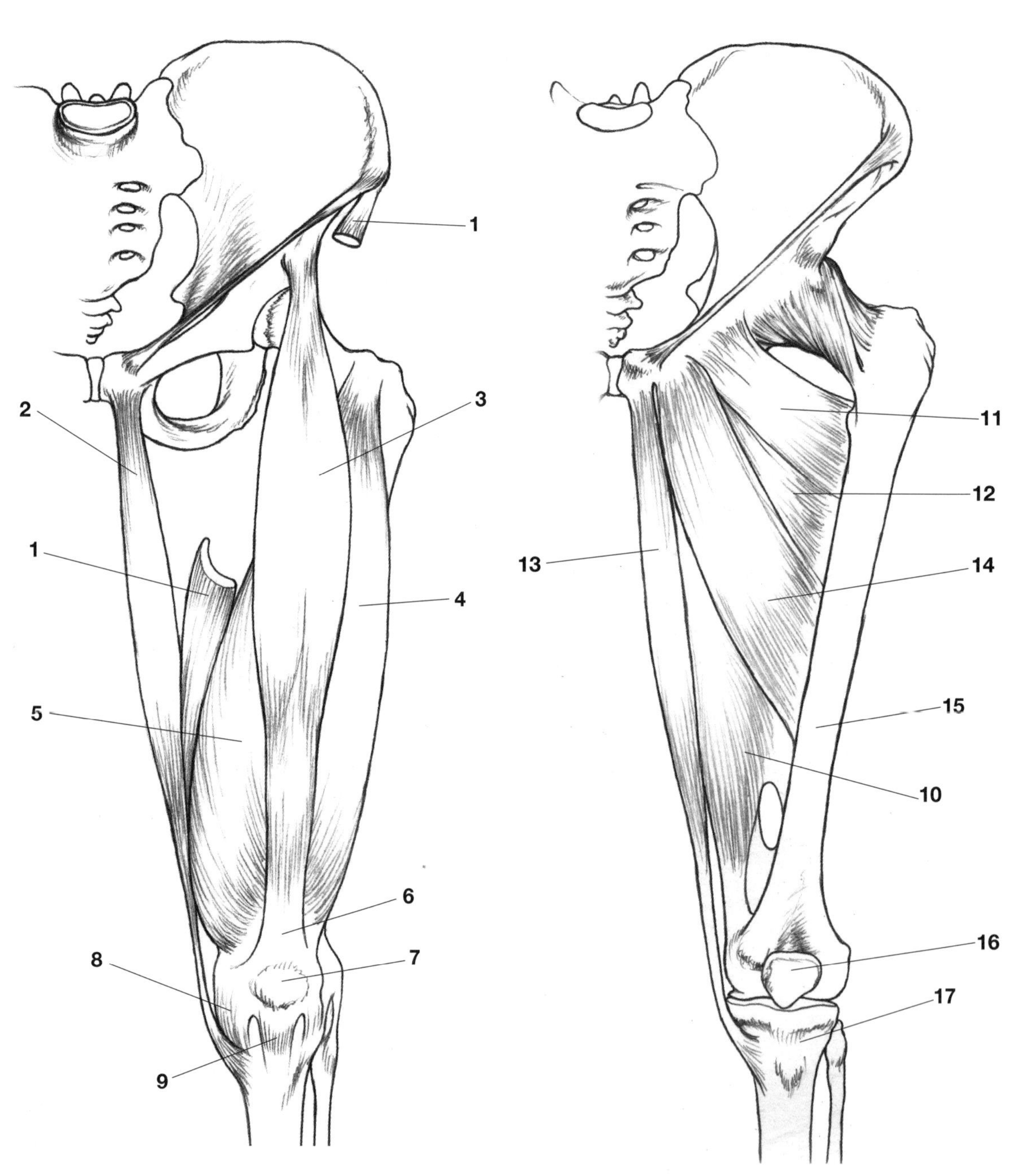

关键词：1. 缝匠肌；**2.** 股薄肌；**3.** 股直肌；**4.** 股外侧肌；**5.** 股内侧肌；**6.** 股四头肌腱；**7.** 髌骨；**8.** 胫侧副韧带；**9.** 髌韧带；**10.** 大收肌；**11.** 耻骨肌；**12.** 短收肌；**13.** 股薄肌；**14.** 长收肌；**15.** 股骨；**16.** 髌骨；**17.** 胫骨。

小腿伸肌和外翻肌

小腿的前群肌是踝关节的伸肌（背屈肌），因为它们的肌腱经过踝关节运动轴线的前方向远端延伸。胫骨前肌附着于足部的内侧，因此可以使踝关节背屈和内翻（发生在距下关节）。踇长伸肌的主要作用是背屈踇趾，辅助背屈踝关节。趾长伸肌延续为四个较小的肌腱，并止于第二至第五趾，共四个脚趾，使它们发生背屈。弱小的第三腓骨肌是踝关节的辅助背屈肌。脚趾的伸和踝关节的背屈有助于脚在地面便捷地行走。

小腿的外侧群肌可使踝部在距下关节处产生足的外翻。由于它们的肌腱行经外踝的后面，因此它们也屈踝关节及足底。腓骨长肌腱斜行穿过足底，有助于支撑足底的纵向弓和横向弓。腓骨短肌止于第五跖骨基底部的粗隆。

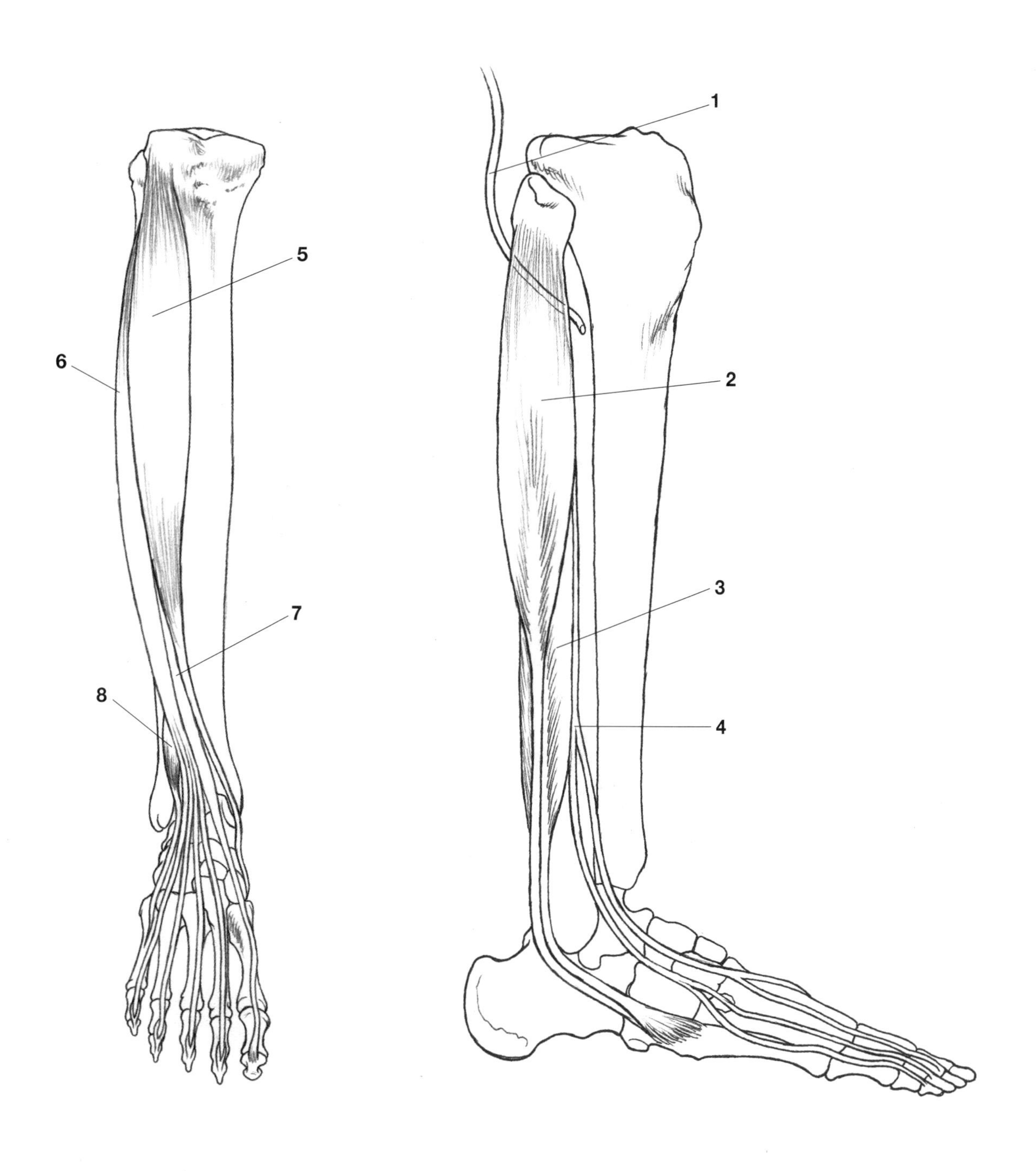

关键词：1. 腓深神经；**2.** 腓骨长肌；**3.** 腓骨短肌；**4.** 腓浅神经；**5.** 胫骨前肌；**6.** 趾长伸肌；**7.** 踇长伸肌；**8.** 第三腓骨肌。

臀肌

臀大肌是人体最大的肌肉，形成了臀部的外形。它起源广泛，起于宽阔的髂嵴、胸腰筋膜、骶骨和尾骨，止于髂胫束和股骨的臀肌粗隆。臀大肌最主要的作用是伸和旋外髋关节。它对人体从弯曲到躯干伸直起主要作用，并且对于上楼梯和爬坡起重要的作用。臀中肌和臀小肌是髋关节的外展肌，当小腿直立地面时，它们上提对侧骨盆以产生正常的步态。还有两块肌肉起源于骨盆内部，穿过坐骨大、小孔止于股骨的后部，它们是髋关节的旋外肌，包括梨状肌和闭孔内肌，此外，还有上、下孖肌和股方肌。坐骨神经在梨状肌下缘穿出骨盆，以支配股后区肌肉和小腿的肌肉。

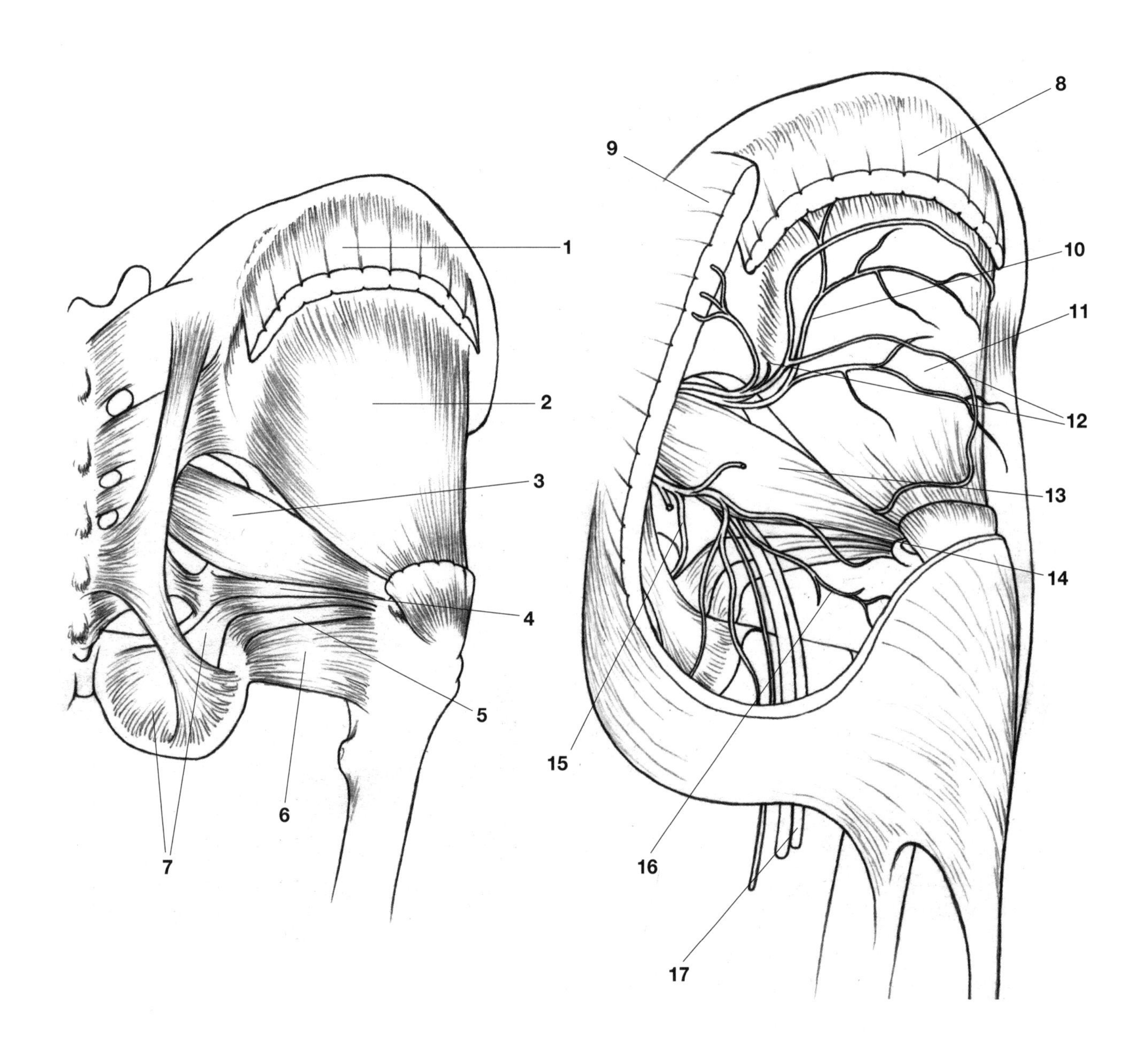

关键词：1. 臀中肌；**2.** 臀小肌；**3.** 梨状肌；**4.** 上孖肌；**5.** 下孖肌；**6.** 股四头肌；**7.** 闭孔内肌；**8.** 臀中肌；**9.** 臀大肌；**10.** 臀上神经；**11.** 臀小肌；**12.** 臀上动脉和静脉；**13.** 梨状肌；**14.** 臀下动脉；**15.** 阴部神经；**16.** 臀下神经；**17.** 坐骨神经。

腘窝

腘窝是膝关节后面的菱形窝，近端边界由内侧的半腱肌、半膜肌和外侧的股二头肌组成，远端的边界由腓肠肌的内、外侧头会合形成。腘窝顶由深筋膜形成，此筋膜被小隐静脉穿过。腘窝底由股骨的腘面和膝关节囊构成。坐骨神经通常在到达腘窝前在大腿中部分离成胫神经和腓总神经。腘窝的内容物包括：①腘动脉，其位于深处；②腘静脉，其接受小隐静脉的注入；③胫神经及其皮支、腓肠神经；④腓总神经和淋巴结。

腘窝

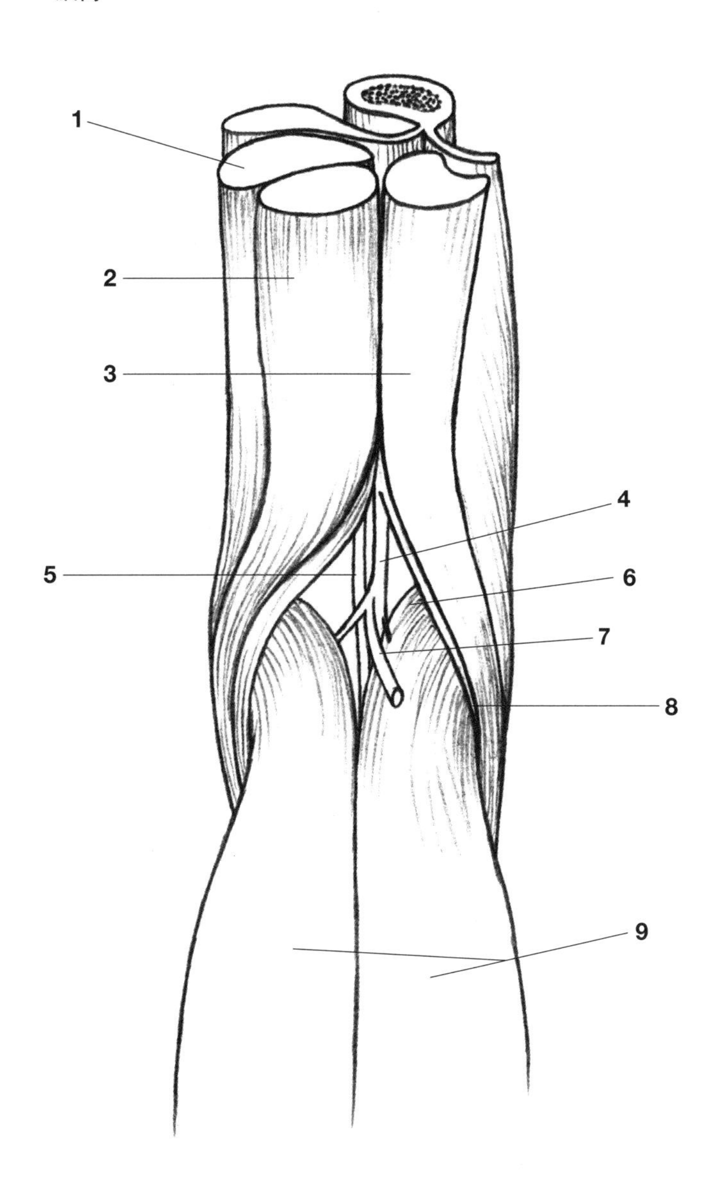

关键词：1. 半膜肌；**2.** 半腱肌；**3.** 股二头肌；**4.** 胫神经；**5.** 腘动脉；**6.** 腓肠肌外侧头；**7.** 腘静脉；**8.** 腓总神经；**9.** 腓肠肌。

小腿屈肌

小腿是膝和踝之间的下肢部分。下左图为后面观，下右图为右侧面观，分别显示小腿后部浅层的屈肌。它们是：①腓肠肌，由两个头起自于股骨远端；②跖肌，有非常短的肌腹及一个非常长的肌腱；③比目鱼肌，一个起点广泛的、非常强大的肌肉。它们三者连接形成一个止于跟骨后部的强大的跟腱。它们是踝关节的跖屈肌，其中腓肠肌还可以辅助屈膝关节。比目鱼肌除了其在运动中的功能，还是促使静脉血液返回心脏的重要的肌肉泵，并且在维持直立姿势中起重要作用。小腿深层肌群（未显示）包括腘肌、踇长屈肌、趾长屈肌和胫骨后肌。

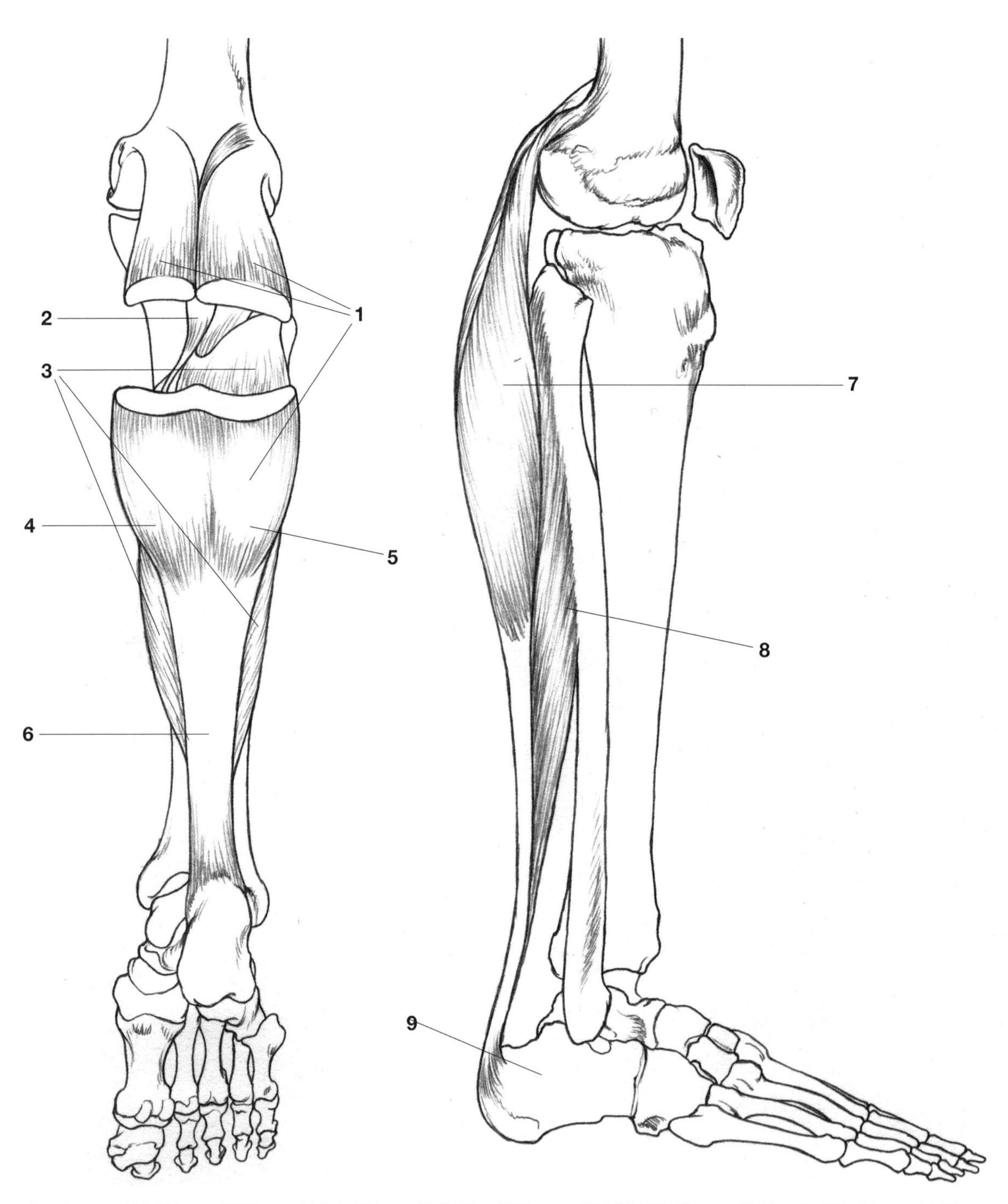

关键词：1. 腓肠肌；**2.** 跖肌；**3.** 比目鱼肌；**4.** 腓肠肌内侧头；**5.** 腓肠肌外侧头；**6.** 跟腱；**7.** 腓肠肌；**8.** 比目鱼肌；**9.** 跟骨。

索引

E

F

G

H

Q

R

S

T

W